MÉDECINE
VÉTÉRINAIRE PRATIQUE

A L'USAGE

des propriétaires, des fermiers, des cultivateurs,
et de toutes les personnes chargées du
soin et du gouvernement des
animaux domestiques.

Par L.-C. H.

DEUXIÈME ÉDITION

CONSIDÉRABLEMENT AUGMENTÉE.

BESANÇON

IMPRIMERIE ET LIBRAIRIE DE CYPRIEN MONNOT
rue du Clos, 31, près l'Archevêché.
1858

MÉDECINE

VÉTÉRINAIRE PRATIQUE.

A MON PÈRE VÉNÉRÉ

A LA MÉMOIRE

DE MA BONNE MÈRE

A MON FRÈRE BIEN-AIMÉ

Médecin de la Douane

Membre de la Société scientifique d'émulation du Doubs.

MÉDECINE

VÉTÉRINAIRE PRATIQUE

à l'usage

DES PROPRIÉTAIRES, DES FERMIERS, DES CULTIVATEURS
ET DE TOUTES LES PERSONNES CHARGÉES DU
SOIN ET DU GOUVERNEMENT DES
ANIMAUX DOMESTIQUES.

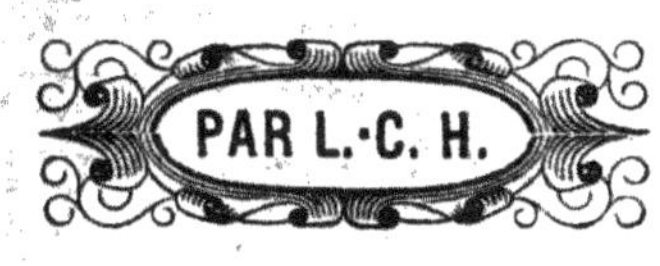

Deuxième Édition

considérablement augmentée.

BESANÇON

IMPRIMERIE ET LIBRAIRIE DE CYPRIEN MONNOT

Rue du Clos, 34, près l'Archevêché.

1858

AUX AGRICULTEURS.

Fils d'un père cultivateur, j'ai toujours eu en vénération profonde votre profession, sans contredit, la plus honorable de toutes. Sans vous la terre, froide comme le marbre, dormirait improductive, et ses habitants disparaîtraient bientôt de sa surface ainsi que l'ombre s'enfuit à l'approche de la lumière. Par vous, la Nature ouvre ses entrailles de mère et fournit sans parcimonie à tous les besoins ; par vous, les États prospèrent, les villes deviennent florissantes ; le commerce, l'industrie même si fière et si admirable dans ses découvertes, vivent de vos produits. Oui, vous êtes la pierre angulaire de l'édifice social ; vos labeurs continuels l'entretiennent, et vos sueurs fécondantes l'empêchent de crouler. Honneur donc à vous, hommes infatigables que rien ne décourage, continuez avec persévérance votre œuvre de production ; améliorez, et puis, améliorez encore.

Apprenez à vos enfants à cultiver les bonnes mœurs et à fertiliser la terre ; dites-leur souvent que c'est là où se trouve la source la plus sûre de leur bien-être futur. Apprenez-leur également à bien soigner le bétail, à en propager et à en perfectionner les espèces, à veiller à la conservation des individus et à traiter leurs maladies. En conséquence et pour faciliter cette partie de votre tâche, je vous offre mon livre de *Médecine vétérinaire pratique* qui vous fera connaître en termes clairs et précis la définition de chaque affection morbide, les causes principales qui les produisent, les symptômes qui les caractérisent, enfin tous les moyens curatifs ou remèdes reconnus les plus efficaces, et partant les plus employés par les grands maîtres de l'art vétérinaire.

N. B.—Pour s'initier d'une manière plus facile et plus prompte à la connaissance des différentes maladies décrites dans cet ouvrage, le lecteur devra d'abord consulter la table explicative qui y est annexée.

MÉDECINE

VÉTÉRINAIRE PRATIQUE.

***

Apprendre aux cultivateurs à soigner et à
guérir leurs animaux, c'est les conduire
à l'aisance.

La connaissance des maladies du bétail ne
dépend pas autant des principes théoriques de
la médecine vétérinaire, que quelques personnes se l'imaginent ; elle n'est que le résultat de l'observation et de l'expérience.

En suivant les animaux malades, en obser-
vant tous les phénomènes que présentent leurs
maladies, on peut parvenir à un degré de connaissance assez complet, et sur leur caractère,
et sur l'usage des remèdes qu'elles exigent.
Aussi, les cultivateurs intelligents et les économes ruraux qui, dans les campagnes,
voient beaucoup d'animaux malades, connais-
sent-ils souvent mieux les maladies que des

élèves en médecine, sortis à peine des bancs de l'école. Je ne prétends cependant, en aucune manière, insinuer que l'étude de l'art vétérinaire soit inutile : il n'est pas permis de douter de son importance. Mais la *théorie* de cette science ne pourra jamais suppléer à l'observation et à l'expérience, que l'on n'acquiert que par la pratique.

Les caractères d'une maladie sont désignés sous le nom de *symptômes*. Un symptôme est le changement ou l'altération de quelques parties du corps ou de quelques-unes de ses fonctions, produit par une cause morbifique et perceptible aux sens.

Toute maladie peut être considérée comme une réunion de symptômes ou groupes plus ou moins variés : ce n'est donc que par *ceux* qu'elle offre constamment et de la manière la plus évidente, qu'elle doit être caractérisée.

Aussi, au lieu de ranger les maladies par classes, selon la méthode synoptique, il est bien plus dans le plan d'un ouvrage pratique de la nature de celui-ci, de donner la description claire et exacte de chaque maladie en particulier, à mesure qu'elle se présente en son lieu, de faire connaître les causes qui la produisent, et de décrire en même temps les symptômes particuliers et caractéristiques qui la distinguent de toute autre affection.

Si l'on donne aux symptômes l'attention

qu'ils méritent, on trouvera que la connaissance des maladies n'est pas aussi difficile à acquérir, qu'on pourrait se le figurer au premier coup-d'œil.

ABCÈS.

Amas de pus dans une cavité anormale qui se produit accidentellement au milieu des tissus. Les abcès se divisent en abcès *chauds* ou *aigus*, en abcès *froids* ou *indolents*, et en abcès *symptomatiques* ou *par congestion*. Les premiers sont toujours le résultat d'une inflammation intense ; les seconds se forment à la suite d'un travail organique lent, peu ou point appréciable ; les troisièmes se montrent dans une partie plus ou moins éloignée de celle où a régné l'inflammation suppurative. Dans ce cas le liquide purulent, en vertu de sa pesanteur, s'infiltre au travers du tissu cellulaire, et va se réunir en foyer dans un autre lieu. Les abcès de cette classe sont presque toujours le signe d'une constitution détériorée. Aussi les animaux qui en sont atteints guérissent-ils difficilement.

L'abcès chaud débute par un gonflement douloureux, circonscrit ; bientôt la tumeur s'amollit du centre à la circonférence, et il ne tarde pas à paraître un ou plusieurs points blancs fluctuants, lieux d'où le pus doit s'écouler au dehors en écartant les lames de la peau. L'abcès froid est une tumeur ordinairement assez large, peu circonscrite, sans chaleur ni douleur.

Pour l'abcès chaud :

1° Pr.: Feuilles de mauve, 6 poignées.
    Farine de lin, d'orge ou de seigle, 2 —

Faites cuire les plantes dans une très petite quantité d'eau ; laissez égoutter un instant sans les exprimer, et après les avoir pilées et réduites en forme de pâte, ajoutez la farine : appliquez chaud sur la partie ; renouvelez dans la journée.

2° Pr.: Feuilles d'oseille cuite dans l'eau
    et exprimée, 250 gram.
    Oignons cuits sous la cendre, 125 —
    Vieux levain, 125 —
    Onguent basilicum, 60 —

Mêlez et pilez les trois premières substances pour les réduire en forme de pâte d'une consistance un peu ferme ; ajoutez après l'onguent basilicum, appliquez chaud comme ci-dessus, et réitérez.

Après l'ouverture de l'abcès, qu'il est toujours à propos de pratiquer avec le bistouri, et, autant que possible, à la partie la plus déclive, on emploie pour injection détersive le mélange suivant :

Pr.: Vin rouge,   1 litre.
Alcool camphré,   90 gram.
Teinture d'aloès,   90 —

Mêlez. Puis on panse à plat avec des étoupes sèches, et de manière à ce que l'étoupade couvre et dépasse les bords de la plaie.

Pour l'abcès froid :

1° Pr.: Huile ordinaire,   250 gram.
Ammoniaque liquide à 22 degrés, 60 —
Camphre dissous dans suffisante
quantité d'alcool,   30 —

Mêlez dans une bouteille et bouchez. (Agiter avant de s'en servir). 2 ou 3 frictions par jour.

Ou bien :

Pr.: Onguent vésicatoire (1),   1 partie.
Onguent basilicum ou populéum, 8 parties.

Mêlez exactement. Frictions matin et soir.

---

(1) Cet onguent doit se préparer ainsi qu'il suit :

Prenez : Poix noire,   4 parties.
Poix résine,   4 —
Cire jaune,   3 —
Huile d'olives,   12 —
Cantharides en poudre,   6 —
Euphorbe en poudre fine, 2 —

Ecrasez la poix, coupez la cire en petits morceaux, faites fondre dans une bassine, ajoutez l'huile par pe-

2° Application du bouton de feu (instrument de fer dont l'extrémité cautérisante se termine en forme d'olive), et pansement avec l'onguent populéum.

Nota. — Cet onguent sert généralement à graisser les parties sur lesquelles a été appliqué le feu ; il calme les douleurs, les inflammations et irritations externes superficielles ; il nourrit la peau, guérit les crevasses et fait pousser le poil.

Pour l'abcès par congestion :

Afin d'empêcher l'introduction de l'air dans le trajet parcouru par l'abcès, accident qu'il importe toujours de prévenir, il convient de vider le foyer en plusieurs fois au moyen de la *ponction*. Elle se pratique en traversant obliquement les téguments et les autres tissus qui recouvrent la collection purulente avec une aiguille ronde, de longueur convenable, et en laissant le pus s'échapper au dehors. Si une matière consistante ou des flocons albumi-

---

tites portions ; passez à travers une toile claire ou un tamis de crin ; mettez les cantharides et l'euphorbe dans la bassine, humectez légèrement avec très peu d'eau, ajoutez la moitié à peu près du mélange liquéfié ; chauffez pour faire évaporer la plus grande partie de l'humidité ; ajoutez sur la fin le reste du mélange, faites chauffer encore un instant, retirez du feu, laissez refroidir.

Il faut avoir attention de remuer l'onguent jusqu'à ce qu'il ait acquis assez de consistance pour retenir en suspension les poudres qui, sans cette précaution, se précipiteraient au fond de la bassine.

neux se présentent et mettent obstacle à l'é-
coulement du pus, on peut aspirer avec une
seringue, ou appliquer quelques ventouses sur
la petite plaie. Lorsqu'on juge avoir tiré assez
de pus, on recouvre l'ouverture d'un emplâtre agglutinatif, et on renouvelle l'opération
à des intervalles plus ou moins rapprochés
avec les mêmes précautions jusqu'à guérison
complète.

A ces divers moyens curatifs externes qu'on
emploie tous exactement selon le mode indiqué, il faut ajouter pour l'animal malade un
régime doux et tempérant.

ALBUGO.

Mot latin conservé en français pour dési-
gner une tache blanche et opaque qui se forme
à l'œil du cheval entre les lames de la cornée
transparente, par suite de l'épanchement
d'une lymphe ou humeur concrescible. Cette
maladie toujours très grave, souvent incurable, apparaît avec tout le cortége de l'inflammation ophthalmique, qui en est elle-même,
dans la majorité des cas, la cause détermi-
nante. Ce sont quelques lignes rougeâtres qui
couvrent d'abord la surface de la cornée transparente, un larmoiement continuel, une injection très forte de la conjonctive (membrane

1.

muqueuse qui unit le globe de l'œil aux paupières). Peu de temps après s'épanche un liquide albumineux qui blanchit le point ou les
points affectés, car il peut s'en trouver plusieurs, distincts ou confondus entre eux. Plus
il y en a et plus la cornée est offusquée, plus
elle perd de son brillant et de sa transparence.
Ils sont quelquefois en si grand nombre, que
la membrane en est tout obscurcie et nébu-
leuse. C'est alors que la portion si délicate de
conjonctive étendue à sa surface externe dé-
génère en une membrane dense et opaque,
qui, après avoir formé un grand obstacle à la
vision, l'intercepte entièrement.

Contre l'albugo :

1° Dès l'invasion, dérober l'œil à toutes les
influences excitantes du dehors en le tenant
constamment couvert ; puis tour à tour employer les bains de tête dans des vapeurs
aqueuses, les lotions émollientes tièdes et les
cataplasmes de même nature comme les suivants ainsi formulés :

N° 1.

Pr. : Farine de graine de lin,   4 poignées.
        Mie de pain fraisée,   1   —
        Eau de mauve,   suffisante quantité.
Mêlez et faites cuire un instant en remuant

continuellement pour donner au cataplasme la consistance d'une bouillie épaisse ; après l'avoir disposé convenablement sur une toile, appliquez chaud sur l'œil, renouvelez deux fois dans la journée.

N° 2.

Pr.: **Pomme de reinette ou racine de carotte,**
        une quantité quelconque.

Râpez une de ces deux substances ; appliquez la pulpe sur l'organe malade, et renouvelez plusieurs fois dans la journée.

2° Saignées à la veine temporale ; sangsues au dessous de l'œil malade ou ventouses scarifiées au cou. (Avant d'appliquer les unes ou les autres, il faut avoir le soin de raser le poil qui recouvre la partie ; on la lave pour les sangsues seulement et l'on essuie bien pour la priver de toute humidité ; on place ensuite les annélides, également essuyées, dans un verre qu'on applique sur la partie, et qu'on maintient jusqu'à ce qu'elles soient attachées sur la peau) ;

3° Lorsque l'état inflammatoire de l'organe est sur son déclin, ou qu'on le croit cessé, faire usage du collyre suivant :

Pr.: **Pierre divine,**   **8 gram.**
     Eau commune,   **500 —**

Faites dissoudre la pierre divine dans l'eau,

et introduisez quelques gouttes de cette solution dans l'œil, une ou deux fois par jour.

Nota. — Ce collyre convient aussi dans la rougeur, l'inflammation et l'engorgement des paupières, lorsqu'elles sécrètent une humeur muqueuse : on l'applique au moyen de compresses.

AMAUROSE.

Cécité incomplète ou totale produite par la paralysie de la rétine ou du nerf optique, et qui n'est accompagnée d'aucun changement dans l'œil, si ce n'est l'immobilité presque toujours constante de la pupille. L'amaurose est divisée en *essentielle* et en *sympathique*. La première a pour causes directes les congestions sanguines de l'œil, les inflammations de cet organe, l'aspect de là neige pendant une longue route, l'impression subite d'une vive lumière, l'éclat des rayons solaires, surtout au sortir d'un lieu obscur, ou d'une écurie qui n'est percée d'aucun jour ; la seconde, au contraire, ne dépend que de causes indirectes qui portent le trouble sur le système nerveux oculaire. Ainsi, sont susceptibles de produire cet effet morbide les travaux pénibles et sans relâche pendant le jour et la nuit, les frayeurs extrêmes que les chevaux éprouvent quelquefois ; les congestions cérébrales, les coups sur la tête, la cessation brusque d'un écoulement nasal, le refroidissement subit de la peau, la suppression de la transpiration de cet organe, une nourriture trop abondante ou trop substantielle, comme celle qui est composée presque entièrement de grains, en un mot, tout ce qui augmente l'énergie du système circulatoire, et rend le sang plus stimulant.

De tous les symptômes de cette grave maladie, le plus caractéristique, celui que l'on doit consulter avec le plus de confiance, est sans contredit l'immobilité de la prunelle : en abaissant les paupières pendant quelque temps, les ouvrant ensuite, on reconnaît que l'impression de la lumière ne provoque pas les mouvements naturels de l'iris.

Contre l'amaurose :

1° Sangsues ou ventouses scarifiées, vésicatoire, séton (1), cautère ou pointe de feu, sur les parties voisines de l'œil ;

2° Exposition de cet organe à la vapeur du baume de Fioraventi, ou bien introduction sous les paupières de quelques gouttes de la teinture balsamique du commandeur ;

______

(1) Longue mèche cylindrique de linge effilé, qu'on passe à travers la peau maintenue en pli, par le moyen

3° Pr.: Espèces aromatiques, dites vulné-
      raires,   3 poig.
      Alcool ordinaire ou eau-de-vie,   1/2 litre.
      Sel ammoniac,   60 gram.
      Eau,   3 litres.

Faites infuser les plantes dans l'eau bouillante à vase clos jusqu'à refroidissement ; passez l'infusion, ajoutez l'alcool et le sel, mêlez
et lotionnez le globe oculaire plusieurs fois
dans la journée.

---

de l'aiguille à séton, de manière que le cordon étant
sous ce tissu, laisse voir au dehors ses deux extrémités.
Avant d'introduire la mèche, on l'enduit de cérat ou
de beurre, ou mieux d'onguent basilicum jaune, afin
de faciliter la suppuration qui coule par les deux ouvertures de la plaie. Pour entretenir cet écoulement,
on doit à chaque pansement, retirer avec beaucoup de
douceur la portion de mèche qui a séjourné vingt-
quatre heures dans la plaie, et lui en substituer une
autre que l'on a préalablement enduite de l'une ou de
l'autre des substances précitées. Avant que la première
mèche soit entièrement épuisée, on lui ajoute une nouvelle mèche, en liant par un fil l'extrémité de celle-ci
au bout de l'autre, afin de l'introduire par traction sans
fatiguer la plaie. Quand il est temps de supprimer cet
exutoire, on coupe la mèche très près de l'une des ouvertures, on la retire et l'on panse avec de la charpie
sèche, ou avec un peu d'emplâtre de Nuremberg. Il est
à noter que pour pratiquer convenablement un *séton*,
il faut avoir soin de donner à l'incision une direction
un peu oblique, pour faciliter l'écoulement du pus, et
surtout de ne comprendre dans cette opération que la
peau et le tissu cellulaire sous-cutané ; car la lésion
par l'instrument des faisceaux musculaires peut déterminer des accidents tétaniques mortels.

4° Pr.:

Poudre de gratiole,	60	gram.
Poudre d'aloès des Barbades,	60	—
Extrait de gentiane,	60	—
Muriate de mercure doux,	15	—
Miel ou mélasse,	suffis. quant.	

Mêlez pour former huit bols ; deux, tous les matins à jeun, comme purgatif.

5° Si le sujet est affaibli, épuisé, nourriture saine et fortifiante ; dans le cas contraire, alimentation peu substantielle.

Nota. — Pour assurer les bons effets des purgatifs, il est indispensable que l'animal soit préparé d'avance par un régime alimentaire, par des boissons adoucissantes et des lavements émollients ; moyens très utiles, et souvent trop négligés.

ANASARQUE.

Intumescence générale ou du moins très étendue du corps et des membres, produite par de la sérosité infiltrée dans les mailles du tissu cellulaire sous-cutané. Elle est primitive ou symptomatique ; celle-ci dépend souvent d'une lésion organique du cœur, du poumon, du foie, ou de la pauvreté du sang, et ne survient ordinairement que dans la dernière période des maladies. L'anasarque primitive est ou active ou passive : la première est causée par une exhalation de fluides surabondante ; la seconde, par la diminution de l'absorption.

Les caractères de cette affection toujours grave et difficilement curable sont : tuméfaction uniforme et peu circonscrite des parties qui en sont le siége, absence de chaleur et de douleur, faiblesse du pouls, diminution sensible de l'urine. En pressant fortement avec le doigt la partie tuméfiée, l'impression y reste pendant quelque temps et ne disparaît que graduellement.

Pour l'anasarque active :

1° Repos, saignée générale ou locale, s'il y a plénitude du pouls, vésicatoire, fumigations avec l'alcool aromatique, et surtout bains généraux de vapeur (ils s'administrent à l'aide d'une grande couverture ou enveloppe de laine assez ample pour couvrir tout le corps de l'animal et traîner jusqu'à terre ; on dirige sous son ventre, par une des parties latérales, la vapeur d'eau très chaude, que l'on entretient plus ou moins longtemps. On rend les bains émollients, aromatiques, sulfureux, selon l'indication qu'on se propose de remplir) ;

2° Frictions faites 2 ou 3 fois par jour avec :

Huile blanche,	250 gram.
Alcool camphré,	60 —
Ammoniaque liquide,	60 —
Teinture de cantharides,	30 —

Mêlez dans une bouteille et bouchez.

3° Faire boire chaque jour trois litres d'une infusion de fleurs de genêt, à laquelle on ajoute une certaine quantité de cassonade ou d'acétate de potasse : régime adoucissant ;

4° Purger à l'aide de la préparation suivante :

Pr.: Décoction prolongée de 250 grammes
     de pruneaux secs,   1 litre.
    Ajoutez, vers la fin, feuilles de séné,   30 gram.
    Sel d'Epsom,   125 —

Passez ; laissez refroidir convenablement ; administrez et réitérez le lendemain.

Pour l'anasarque passive :

1° Frictions sèches exercées à l'aide d'une brosse ou d'un tissu de laine, mais mieux celles faites matin et soir avec la mixtion suivante :

Pr. : Savon vert,   125 gram.
    Essence de térébenthine, 60 —
    Teinture de cantharides, 30 —

2° Vésicatoires saupoudrés de camphre, ou scarifications très légères aux membres postérieurs ; toutefois on ne saurait apporter trop de circonspection dans leur emploi, à cause des accidents inflammatoires et même gangréneux que ces entamures peuvent déterminer ;

3° Pr.: Baies de genièvre,   6 parties.
Poudre de gentiane,   10   —
Oxyde brun de fer porphyrisé,   4   —
Noix vomique en poudre fine,   1   —

Pilez les baies de genièvre avec les différentes poudres ; passez à travers le tamis de crin. Administrez comme tonique à la dose de 60 grammes dans le son mouillé, le miel ou la mélasse ; réitérez pendant plusieurs jours.

4° Pour boisson de chaque jour :

Pr.: Semence de lin,   1 poignée.
Espèces sudorifiques,   125 gram.
Nitrate de potasse,   90   —
Poudre de camphre,   8   —
Eau commune,   3 litres.
Miel,   125 gram.

Après avoir fait bouillir la semence et les espèces dans l'eau pendant un quart d'heure, passez la décoction ; ajoutez le sel de nitre et le miel ; et, lorsqu'elle sera refroidie, le camphre. Administrez au cheval en trois doses, et au bœuf en deux fois, après quelques heures de distance.

5° Pr.: Poudre d'aloès des Barbades,   30 gram.
Poudre de jalap,   15   —
Savon blanc, dit de Marseille,   30   —
Miel ou mélasse,   suffis. quant.

Divisez cette masse en quatre bols et administrez le matin à jeun, comme purgatif.

6° Régime : nourriture fortifiante.

ANÉMIE.

Cette affection consiste en un abaissement ou diminution notable des globules du sang (corpuscules plus ou moins ronds qui existent dans ce liquide). L'anémie se remarque ordinairement sur les chevaux exténués par une maladie organique prolongée, un travail immodéré et une mauvaise alimentation. Ses symptômes essentiels sont l'insensibilité du pouls, la pâleur extrême des surfaces muqueuses visibles, l'affaiblissement, la marche pénible de l'animal, et le trouble plus ou moins considérable dans toutes les fonctions vitales.

Contre l'anémie :

1° Alimentation très substantielle et boisson ferrugineuse;

2° Vin stomachique amer préparé d'après la formule qui suit :

Pr. : Quinquina,
Racine d'aunée,
Racine de gentiane,
Ecorces d'oranges, } de chaque   30 gram.
Baies de genièvre,
Feuilles d'absinthe,
Vin de bonne qualité,   3 litres.
Alcool ou eau-de-vie,   250 gram.

Faites macérer les substances bien concassées ensemble dans le vin et l'alcool pendant plusieurs jours ; passez et filtrez après. Administrez à la dose de 500 grammes tous les matins à jeun.

ANGINE.

Inflammation plus ou moins intense de la membrane muqueuse de l'arrière-bouche, du pharynx, du larynx, ou de la trachée artère. Maladie très fréquente chez les animaux domestiques. En raison du siége, on la distingue en angine du conduit alimentaire et en angine du conduit respiratoire ; la première, caractérisée par la gêne de la déglutition, est appelée *gutturale ou pharyngée* ; la seconde, dont le symptôme principal est la difficulté de respirer, porte le nom de *laryngée* ou *trachéale*. Les causes qui occasionnent cette affection sont les boissons froides, comme l'eau sortant du puits, les aliments irritants, tels que les renoncules, les laîches et autres végétaux trop stimulants, la respiration des vapeurs âcres, de certains gaz, comme l'ammoniaque, le chlore, la suppression subite de la transpiration, le séjour dans un lieu bas et humide. Elle peut revêtir parfois des caractères épizootiques et gangréneux.

Contre l'angine :

1° Saignées des veines jugulaires, jusqu'à ce que le pouls soit moins fort et moins fréquent, ou bien ventouses scarifiées sur les côtés du cou ;

2° Boisson tiède avec la guimauve (racine sèche) additionnée de miel ou de poudre de gomme arabique ;

3° Cataplasme émollient fait avec :

Farine de lin,	4 à 6 poignées.
Mie de pain,	4 à 6 —
Décoction de deux poignées de feuilles de morelle ou de jusquiame,	suffis. quant.

Faites cuire le cataplasme, appliquez chaud sur la partie antérieure du cou ; réitérez.

On peut, s'il en est besoin, ajouter à ce topique 60 grammes d'onguent basilicum.

4° Fumigations aqueuses simples, ou rendues émollientes ou aromatiques par l'addition de quelques plantes analogues ; on les dirige sur les parties affectées ;

5° Lavement purgatif émollient ainsi préparé :

Pr. : Feuilles de mauve,	1 poignée.
Feuilles de globulaire,	125 gram.
Sulfate de soude,	90 —
Manne grasse,	64 —
Eau,	2 litres.

Après avoir fait la décoction des deux premières substances, passez et ajoutez le sel et la manne ; après qu'ils seront dissous, administrez tiède. Réitérez selon le besoin ;

6° Frictions avec l'onguent populéum, trois fois par jour, sur toute la surface du cou ;

7° Dès que l'inflammation des organes malades est sensiblement apaisée, et qu'il ne s'agit plus que d'en dissiper un reste, placer alors un emplâtre vésicatoire, ou mieux passer un séton au poitrail ;

8° Régime très adoucissant.

ANKYLOSE.

Diminution ou impossibilité absolue des mouvements d'une articulation naturellement mobile ; on la nomme *vraie*, lorsqu'il y a soudure des extrémités articulaires des os ; *fausse*, lorsqu'elle résulte d'une simple adhérence des surfaces de la membrane synoviale par manque de synovie, ou de la roideur des ligaments et des muscles qui avoisinent cette articulation. Une inflammation antécédente, due à diverses lésions de ces parties, en est toujours la cause directe. L'ankylose vraie est au dessus des ressources de l'art.

Contre l'ankylose fausse :

1° Bains aromatiques, lotions sulfureuses chaudes ou douches de même nature (colonne de liquide à température et à qualités variables, tombant ou arrivant avec une certaine vitesse sur une partie déterminée du corps); les unes et les autres sont préparées avec :

Sulfure de potasse,	156 gram.
Eau commune,	2 litres.

Dissolvez à chaud et dirigez la liqueur sur la partie malade au moyen d'une seringue; renouvelez dans la journée.

2° Pr. :
Farine de lin,	4 poignées.
Vinaigre ordinaire,	suffis. quantité

Après avoir préparé le cataplasme par le procédé ordinaire, ajoutez :

Térébenthine,	90 grammes.

Mêlez, et après qu'il sera posé sur l'appareil, vous le saupoudrerez avec :

Sel commun,	60 grammes.

Appliquez sur l'articulation.

3° Pr. :
Huile épaisse de laurier,	250 gram.
Savon vert,	125 —
Essence de térébenthine,	125 —
Ammoniaque liquide,	60 —

Mêlez le savon avec l'huile de laurier dans un mortier de marbre; ajoutez-y l'essence et l'ammoniaque ; enfermez ensuite le liniment dans une bouteille bouchée. Deux frictions par jour. (Agitez chaque fois).

APHTES.

On désigne sous ce nom une éruption sur la membrane muqueuse de la bouche et du tube digestif de petites vésicules qui prennent l'aspect pustuleux et qui se transforment bientôt en ulcérations douloureuses suivies de cicatrisation après le septième ou quatorzième jour. Les aphtes n'ont aucun degré de gravité et disparaissent promptement par les gargarismes faits avec du miel et du vinaigre. Cependant le bœuf, le mouton, la chèvre et quelquefois le porc, sont sujets à une maladie épizootique aphteuse, qui fait périr quelques-uns de ces animaux. Cette maladie, qu'on connaît en certains lieux, sous le nom de *cocotte*, est contagieuse par excellence, elle se propage avec grande facilité, et a régné déjà plusieurs fois dans nos contrées. La bave et la matière suppurée des pieds, répandues sur la litière, les chemins et les pâturages, en sont les agents de transmission. Il faut isoler aussitôt les bêtes qui sont atteintes de la cocotte, et déposer les fumiers dans un endroit particulier.

L'éruption des vésicules aphteuses ne se

développe jamais sans être précédée de fièvre, de perte d'appétit et de rougeur de la membrane buccale ; puis dès le deuxième ou troisième jour de leur apparition, elles prennent l'aspect pustuleux, l'épithélium (épiderme de la muqueuse) se détache, et l'on voit à nu dans la bouche, le gosier et le nez, des ulcérations lenticulaires, grisâtres, très douloureuses, qui laissent écouler un liquide séreux, et qui portent obstacle à la mastication et à la déglutition. Le mal pourtant ne s'arrête pas toujours à ces parties, et prend parfois plus d'extension ; alors les aphtes envahissent la muqueuse de l'intestin, l'intervalle interdigité des sabots ou onglons, le pis des vaches, des chèvres et des brebis.

Le lait des vaches attaquées de la *fièvre aphteuse* n'ayant ni la douceur, ni la consistance naturelle, et tournant facilement aussitôt qu'on l'approche du feu, doit, comme aliment, être rejeté des usages ordinaires.

Contre les aphtes :

1° Au début, pratiquer à l'aide de la lancette quelques mouchetures aux gencives, les baigner ensuite de vapeurs aqueuses pour faciliter l'écoulement du sang ; puis purger avec :

Magnésie calcinée,	185 grammes.
Crème de tartre soluble,	123 —
Eau tiède miellée,	1 litre 1/2.

Dissolvez ces deux substances dans l'eau, puis faites prendre en une seule dose à jeun. Réitérez quelques jours après. Réduit des deux tiers, administrez de même ce purgatif au mouton, à la chèvre et au porc.

2° Lotionner chaque jour deux ou trois fois les parties affectées de la bouche avec :

Eau de Rabel,	60 grammes.
Eau commune,	1 litre.

3° Faire une bouillie avec de la craie ou blanc d'Espagne, de la suie en poudre et du vinaigre, puis l'appliquer à plusieurs reprises autour des pieds malades ; ou mieux :

Pr. : Feuilles fraîches de morelle,	250	gram.
Feuilles fraîches de ciguë,	250	—
Sulfate de cuivre pulvérisé,	15	—
Vinaigre fort,	30	—
Huile de térébenthine,	60	—

Après avoir pilées et réduites en forme de pâte les deux premières substances, ajoutez en remuant toujours l'essence et le vitriol préalablement dissous dans le vinaigre bien chaud. Appliquez ce topique pendant 24 heures et renouvelez au besoin.

Nota. — A défaut de feuilles fraîches, on emploie la racine de ces plantes cuite et réduite aussi en forme de pulpe à laquelle sont incorporées comme dessus les autres substances.

4° Enduire de temps en temps dans la journée les plaies ou ulcères des mamelles avec :

Axonge pure,   90 grammes.
Précipité blanc,   18   —

Mêlez. En prendre chaque fois une quantité proportionnée à leur étendue et à leur nombre ; ou bien les toucher avec un pinceau de linge trempé dans l'eau styptique d'Alibour ;

5° Tous les jours plusieurs fois massage (action de frotter avec les mains) exercé de haut en bas sur les côtés de l'épine dorsale, et ensuite frictions vivement et longtemps faites dans le même sens et sur les mêmes parties avec :

Savon ordinaire,   120 gram.
Alcoolat vulnéraire,   500   —
Essence de térébenthine,   60   —

Faites dissoudre.

6° Matin et soir administrer à l'intérieur dans du miel ou de la mélasse 30 grammes du mélange composé de :

Quinquina jaune en poudre,   8 parties.
Aunée en poudre,   6   —
Gentiane en poudre,   6   —

7° Aliments humides et faciles à mâcher, boisson blanche avec la farine d'orge, additionnée de sel de cuisine, ou de sel de nitre, ou de fleurs de soufre.

8° Litière souvent renouvelée, grande propreté dans les écuries, les aérer souvent et les parfumer avec le genièvre, ou mieux les désinfecter avec l'eau chlorurée. A cette fin,

Pr. : Chlorure de chaux liquide,   1 litre.
Eau ordinaire,   12 —

Mêlez et mettez ce liquide dans des terrines que vous placerez dans un lieu sûr de l'étable.

APOPLEXIE.

Épanchement de sang dans la cavité crânienne suivi de la perte plus ou moins soudaine, plus ou moins complète, plus ou moins durable du sentiment et du mouvement. Il s'opère tantôt dans les membranes cérébrales, tantôt à la surface du cerveau, tantôt enfin, et beaucoup plus souvent dans la substance propre de ce viscère. L'apoplexie cérébrale attaque tous les animaux ; le cheval pourtant y est plus exposé. Ses causes principales sont les coups sur la tête, l'exposition des animaux aux ardeurs du soleil, l'abondance de nourriture, les mauvais traitements. Lorsque le coup de sang se manifeste subitement, les animaux tombent comme foudroyés et donnent à peine quelques signes de vie. Dans un dixième des cas cependant, il est précédé de symptômes précurseurs, tels que marche chancelante, vertiges, pesanteur de tête, engourdissement des membres, difficulté du mouvement, sueurs copieuses, etc. C'est dans ce moment que les moyens curatifs doivent être mis en usage; plus tard leur action serait plus qu'incertaine. Dans cette maladie la présence du vétérinaire est *très urgente*.

Contre l'apoplexie :

1° Saignée abondante de la jugulaire, la réitérer au besoin, selon le tempérament du sujet ;

2° Appliquer de la glace pilée sur le cerveau, ou le lotionner fréquemment avec de l'eau très froide ;

3° Lavement répété d'eau tiède avec addition de vinaigre, ou de sel commun ;

4° Frictionner matin et soir les membres avec :

Teinture de cantharides,	125 gram.
Alcool camphré,	250 —
Ammoniaque liquide,	16 —

Mêlez.

5° Après ces premiers moyens, établir un

vésicatoire, ou passer un séton, et au déclin de la maladie, purger avec :

Aloès des Barbades,	30 gram.
Sel d'Epsom de Lorraine,	125 —
Eau tiède,	1 litre.

Après avoir fait dissoudre l'aloès et le sel dans l'eau, administrez le matin à jeun, en une seule dose.

Ou mieux encore :

Pr. : Huile de croton-tiglium,   15 à 20 gouttes.
(Suivant la taille et la constitution de l'animal) :

Huile d'amandes douces,	30 gram.
Eau de gomme,	1,000 —

Administrez comme ci-dessus.

6° Régime : diète sévère, tisane de chien-dent nitrée.

ASCITE.

Accumulation de sérosité dans la cavité formée par le péritoine (membrane séreuse qui tapisse l'intérieur du bas-ventre). Cette affection, assez fréquente chez les animaux, notamment chez le bœuf et la brebis, est le plus ordinairement déterminée par la suppression d'un écoulement habituel, le séjour dans les contrées froides, humides, marécageuses, les boissons très froides, la privation d'aliments salubres. L'ascite se reconnaît par la tuméfaction du ventre, le gonflement des membres postérieurs et des parties génitales ; l'urine est rare et rouge, la soif intense, et la respiration plus ou moins difficile. On peut constater la présence du liquide épanché, non seulement par la vue, mais encore par la palpation abdominale, qui produit de la *fluctuation* quand on l'exerce en appliquant une main à plat sur un des côtés du ventre, et frappant sur le côté opposé avec l'autre main, et aussi par la percussion qui décèle de la matité (son mat) dans les points correspondants à la collection séreuse.

Contre l'ascite :

1° Administrer l'une ou l'autre des préparations suivantes ainsi formulées :

N° 1.

Pr.: Orge mondé, 2 poignées.
Oxymel colchique, 250 gram.
Nitrate de potasse, 60 —
Acétate d'ammoniaque, 30 —
Eau, suffisante quantité pour deux litres de décoction.

Faites bouillir l'orge dans l'eau jusqu'à ce qu'il soit crevé ; passez la décoction ; ajoutez l'acétate, le nitre et l'oxymel. Administrez en deux fois au cheval, en une seule dose pour le bœuf : réitérez.

N° 2.

Pr. : Acide nitrique alcoolisé,   125 gram.
     Vin blanc et eau commune,   2 litres.
     Miel,   250 gram.

Faites dissoudre le miel dans l'eau et le vin ; ajoutez l'alcool nitrique ; administrez au cheval en quatre doses dans la journée, et au bœuf en deux, avec intervalle suffisant.

2° Faire évacuer, si le cas l'exige, avec l'un ou l'autre des purgatifs indiqués à la page 30, n° 5 ;

3° Frictionner chaque jour deux fois le bas-ventre et les membres avec le mélange composé de parties égales de teinture de scille et de digitale ;

4° Régime : nourriture abondante, sèche et tonifiante.

ASPHYXIE.

Suspension des phénomènes de la respiration causée par la strangulation ou suffocation, par la submersion ou par l'action des gaz non respirables (gaz azote, hydrogène, acide carbonique, protoxyde d'azote, oxyde de carbone). Ces divers gaz font périr, parce qu'ils sont impropres à entretenir la respiration, mais non en agissant comme délétères.

Contre l'asphyxie :

1° Soustraire promptement l'animal à l'influence de la cause asphyxiante, et le placer dans un endroit bien aéré ;

2° Frictions vivement et *longtemps* pratiquées autour du cou et sur la poitrine avec l'eau-de-vie camphrée, ou mieux avec le liniment ci-après :

> Pr. : Teinture de cantharides, 30 gram.
> Ammoniaque liquide, 60 —
> Huile ordinaire, 250 —

Mêlez.

3° Lavement purgatif dont la formule suit :

> Pr.: Feuilles de séné, 60 gram.
> Sulfate de soude, 185 —
> Miel commun, 125 —
> Eau, 2 litres.

Faites bouillir le séné deux ou trois minutes, passez la décoction, ajoutez le sel et le miel ; administrez tiède, et réitérez selon l'exigence du cas.

4° Saignée à la jugulaire, ou à d'autres veines, lorsque la respiration et la circulation ne sont plus suspendues ;

2.

5° Pour boisson excitante :

Pr.: Vin chaud,   1 litre.
Poudre cordiale,   60 grammes.

Mêlez et administrez.

Nota. — La poudre cordiale se prépare d'après la formule qui suit :

Baies de genièvre,	
Ecorce d'orange ou de citron,	de chaque 10 parties
Ecorce de cannelle,	
Racine d'aunée,	
— de réglisse,	de chaque 6 parties.
— de gentiane,	
— d'acore vrai,	
— de galanga,	
— d'iris de Florence,	
— de rhubarbe indigène,	
— de valériane,	de chaque 4 parties.
— de gingembre,	
Semence de fenouil,	
— de coriandre,	
— d'anis vert,	
Feuilles ou sommités fleuries d'absinthe,	
Feuilles de menthe poivrée,	de chaque 4 parties.
— de romarin,	
— de sauge,	
Oxyde brun de fer,	15 parties.
Alcool à 32 degrés,	6 —

On choisit toutes ces substances de bonne qualité ; après les avoir mêlées ensemble, on les réduit en poudre qu'on passe au tamis ; on ajoute ensuite l'alcool, qu'on a soin de combiner très exactement. On renferme cette poudre ainsi préparée dans un vase couvert ; elle ne doit être employée qu'un mois après : ce temps est nécessaire pour rendre la combinaison des principes plus intime.

Cette poudre est excitante, fortifiante, tonique, incisive et appétissante ; elle ranime les forces et facilite la gourme ; on l'administre aux chevaux fatigués, faibles, dégoûtés et convalescents, à la dose de 60 grammes, dans le son, le miel ou la mélasse, et fort souvent dans le vin. Pour le bœuf, la dose est de 125 grammes, et 15 grammes pour le mouton et le petit bétail.

ATTEINTE.

On nomme ainsi une contusion, avec ou sans plaie, que le cheval se fait au bas d'une jambe avec le fer d'un autre pied, ou qu'il reçoit d'un corps étranger, ou d'un autre cheval marchant derrière lui ou à côté. Lorsque la blessure pénètre au dessous de la corne, on l'appelle *atteinte encornée* ; s'il n'existe qu'une contusion sans solution de continuité (plaie), on la nomme *atteinte sourde*. On reconnaît ordinairement l'atteinte à la plaie ou à la tuméfaction de la partie frappée. Si la peau n'est que coupée, l'animal boite peu ou pas ;

dans les autres cas, le boitement est toujours apparent. Quoique cette affection n'offre aucun danger par elle-même, il faut néanmoins la soigner afin de prévenir les désordres plus ou moins graves qu'elle peut subséquemment occasionner.

Contre l'atteinte :

1° S'il y a *plaie,* appliquer de temps en temps sur sa surface des compresses trempées dans l'eau de Goulard, ou celle d'Alibour ;

2° Pratiquer, matin et soir, des onctions douces avec :

Sulfate de zinc,	3	parties.
Sulfate d'alumine calciné,	3	—
Camphre,	1	—
Onguent populéum,	30	—

Réduisez les trois premières substances en poudre fine, mêlez-les ensuite avec l'onguent.

3° S'il y a *enflure,* lotionner par intervalle la partie tuméfiée avec le liquide ci-après, savoir :

Sel commun,	185	gram.
Eau-de-vie camphrée,	250	—
Eau ordinaire,	2	litres.

Après avoir fait dissoudre le sel dans l'eau, ajoutez l'eau-de-vie et employez la lotion froide.

4° Pr.: Cataplasme émollient,   250 gram.
     Sous-acétate de plomb liquide,   64 —
     Chlorhydrate d'ammoniaque,   16 —

Après avoir disposé convenablement le topique sur une toile, ajoutez le sous-acétate de plomb que vous mêlerez superficiellement, puis vous le saupoudrerez avec le sel ammoniac ; appliquez de suite et renouvelez.

Quant aux moyens de prévenir les atteintes, ils consistent à ne point trop presser les chevaux dans les écuries, à les séparer par des barres ou des stalles, à ferrer convenablement ceux qui forgent ou se coupent, à les disposer toujours de manière qu'ils ne puissent se blesser, à ne pas les attacher à la queue les uns des autres, et à les empêcher de suivre ou d'approcher de trop près.

AVANT-COEUR.

On désigne sous ce nom une tumeur charbonneuse qui naît au poitrail du cheval, siégeant précisément sur la pointe du sternum. Cette tumeur plus ou moins volumineuse s'observe chez les chevaux qui ont le poitrail chargé, c'est-à-dire la partie antérieure du sternum saillante, et qu'on emploie journellement au trait ; elle devient dangereuse quand le sternum est attaqué ; car cet os, très spon-

gieux, se carie aisément, et sa carie est difficile à arrêter.

Contre l'avant-cœur :

1° Pr.: Cataplasme émollient simple préparé avec la
farine de lin et d'une consistance un peu
solide,   500 gram.
Ajoutez :
    Onguent basilicum,   125 —
    Pommade camphrée,   64 —

Mêlez le tout, appliquez sur la tumeur et
retenez par le moyen d'un bandage ; réitérez.

2° Pr.: Sublimé corrosif en poudre très fine, 1 partie.
    Camphre en poudre,   2 —
    Térébenthine,   2 —
    Huile de laurier pure,   3 —
    Axonge ou suif,   4 —

Mêlez les deux premières substances dans
un mortier de verre ; ajoutez, par petites portions, la térébenthine et l'huile mêlées avec la
graisse, et employez en frictions une ou deux
fois par jour sur la partie malade.

3° Cautériser avec le fer chaud, ou la *Poudre de Vienne* (on la délaie avec un peu d'alcool, de manière à la réduire en une pâte
molle que l'on applique et que l'on retient sur
la partie à cautériser au moyen d'un morceau
de sparadrap adhésif), et panser avec la teinture d'aloès camphrée.

AVIVE.

Engorgement avec ou sans inflammation de la glande parotide (la plus considérable des glandes salivaires, ainsi appelée parce qu'elle est située sous l'oreille) : elle se termine souvent par abcès. C'est en buvant des eaux vives lorsqu'il a chaud, que le cheval contracte cette maladie.

Contre l'avive :

1° Saignée générale ou sangsues ;

2° Frictions matin, midi et soir avec la teinture d'aloès camphrée, ou mieux :

Pr.: Huile camphrée,   125 gram.
      Huile volatile de lavande,   60 —
      Essence de térébenthine,   60 —
      Ammoniaque liquide,   30 —

Mêlez. (Agitez chaque fois).

3° Pr.: Poudre aromatique,   3 poignées.
        Poudre de ciguë,   2 —
        Sel ammoniac pulvérisé, 125 —
        Vinaigre ordinaire,   suffis. quantité.

Mêlez les trois premières substances en poudre ; ajoutez le vinaigre pour former le cataplasme ; appliquez et renouvelez.

4° Régime : boisson blanche, nitrée.

BLEIME.

Irritation de la chair du pied, due à une contusion de la sole des talons (partie concave et sémilunaire de la surface plantaire du pied), et quelquefois de celle des quartiers ou parties latérales du sabot, par la marche sur des terrains durs ou pierreux, par des cailloux logés entre le fer et la corne, ou par une mauvaise ferrure. Les vétérinaires distinguent trois espèces de bleime : 1° la bleime *foulée* ; 2° la bleime *sèche* ; 3° la bleime *humide* ou *suppurée*. La bleime foulée n'est autre chose que l'irritation pure et simple du tissu réticulaire (chair du pied) ; elle est caractérisée par la douleur de la partie foulée et une légère boiterie. La bleime sèche se reconnaît par la couleur sanguine de la corne qui recouvre le point affecté. La bleime humide peut occasionner des désordres graves par l'envahissement du pus sur les parties voisines ; elle se dévoile par la présence d'un foyer purulent situé immédiatement au dessus de la corne.

Pour la bleime foulée :

1° Repos, cataplasme de farine de lin ou d'orge ;

2° Fomentations tièdes d'eau simple ou de mauve (elles s'appliquent sur la partie, à l'aide de compresses imbibées qu'on renouvelle à mesure qu'elles se dessèchent);

3° Onctions souvent répétées sur le point malade avec :

Huile de lin ou de colza,	1 partie.
Cire jaune,	1 —
Térébenthine,	1 —
Axonge de porc,	2 —

Coupez la cire par morceaux, faites-la fondre dans l'huile avec l'axonge; après avoir retiré la bassine du feu, ajoutez la térébenthine; laissez refroidir l'onguent en ayant soin de l'agiter par intervalle.

Nota. — Cet onguent, dit de pied, sert aussi à entretenir la corne du sabot et la couronne (partie située à l'endroit où le poil joint et couvre le haut du sabot du cheval) dans un état de souplesse convenable; il favorise son accroissement, prévient et guérit les crevasses; on en graisse souvent cette partie. On noircit à volonté cet onguent avec le noir de fumée.

Pour la bleime sèche :

Opérer le débridement de la partie malade au moyen d'un instrument approprié, et la panser ensuite avec la teinture d'aloès, ou l'onguent précédemment indiqué sous le n° 3.

Pour la bleime suppurée :

Donner issue à la matière purulente par l'ouverture du foyer qui la contient, puis panser la plaie avec l'onguent égyptiac, ou l'eau styptique d'Alibour.

Les moyens de prévenir la bleime sont *d'abattre du pied* assez souvent, d'entretenir les chevaux dans l'habitude du travail, et de les faire marcher suffisamment dans les endroits humides.

BOITERIE.

Irrégularité de la marche. La boiterie n'est pas une maladie, c'est un symptôme d'une foule de désordres plus ou moins graves, siégeant tantôt dans le sabot, tantôt sur les membres. Les vétérinaires en distinguent trois degrés : la *feinte* ou boiterie à peine sensible ; la *boiterie basse,* qui est plus apparente ; et la *marche à trois jambes,* dans laquelle l'animal ne peut poser à terre le membre malade. Pour découvrir plus aisément le siége de la claudication, il faut examiner avec soin l'état morbide et du membre et du sabot ; et s'il arrive que le membre boiteux exécute d'une manière assez facile les mouvements articulaires, on peut juger avec quelque raison que le mal a son siége au sabot. Fixé sur ce point qui n'est pas sans importance, on se livre alors à des recherches minutieuses, et le plus souvent on parvient à reconnaître la nature et le lieu où siége la claudication.

Contre la boiterie :

1° Sur le *sabot,* appliquer des cataplasmes de graine de lin ou de chanvre concassée, cuite dans l'eau de guimauve, et renouveler plusieurs fois dans la journée ;

2° Onctions fréquentes avec l'onguent indiqué page 41, n° 3 ;

3° Saignée légère à la veine de la pince (partie inférieure antérieure du sabot) ;

4° Sur le *membre,* application réitérée du topique préparé avec :

Farine de lin,	2	poignées.
Farine d'orge,	2	—
Mie de pain,	2	—
Laudanum liquide,	32	—

Après avoir disposé le cataplasme sur l'appareil, ajoutez le laudanum que vous mêlerez superficiellement ; recouvrez-en de suite la partie.

5° Frictions deux fois par jour avec :

    Teinture de cantharides,   60 gram.
    Camphre,   20 —
    Liniment volatil simple,   250 —

Mêlez.

Ou bien :

Pr. : Goudron,   250 gram.
    Suif,   125 —
    Huile volatile de térébenthine,   90 —
    Teinture de cantharides,   90 —

Faites fondre le suif à une chaleur modérée ; ajoutez le goudron, l'essence et la teinture ; mêlez exactement.

Après avoir coupé le poil de la partie malade, frictionnez-la fortement, et recouvrez après avec des étoupes trempées dans ce même liniment.

BOUCLE.

On appelle ainsi une espèce de bouton, ou plutôt une vésicule qui se manifeste dans l'intérieur de la bouche du bœuf et du cochon, et qui y porte la gangrène. Son développement est accompagné de fièvre, de dégoût, de grincements de dents, de l'abaissement de la tête, et d'une sorte d'immobilité qui porte l'animal à rester couché.

Contre la boucle :

1° Crever la vésicule à l'aide de la lancette ou de tout autre instrument, frotter l'endroit avec de l'acide sulfurique affaibli, ou avec du sel ammoniac, ou du sel de cuisine dissous dans du vinaigre;

2° Boissons adoucissantes ou acidulées, et lavements émollients.

BRONCHITE.

Cette affection, appelée plus communément jusqu'à ce jour *catarrhe pulmonaire*, est l'inflammation d'une portion ou de la totalité de la membrane muqueuse qui tapisse les bronches (vaisseaux de la trachée-artère qui conduisent l'air dans les poumons). Elle est aiguë ou chronique (ce dernier mot se dit des maladies qui parcourent lentement leurs périodes; c'est l'opposé d'aigu). Ses causes les plus ordinaires sont l'impression du froid, l'inspiration de vapeurs et de gaz irritants, les coups donnés ou reçus sur la poitrine.

Les symptômes de la bronchite *aiguë* sont la fièvre, l'absence d'appétit, la difficulté de respirer, la toux sèche et fréquente, l'écoulement par les narines d'un mucus blanchâtre, vis-

queux plus ou moins abondant. Ceux du catarrhe *chronique* se dévoilent presque constamment par la fréquence de la respiration,
la toux, l'écoulement par les fosses nasales
d'une matière grumeleuse et sans odeur, le
râle muqueux (bruit contre nature qui se fait
entendre dans les mouvements d'inspiration
et d'expiration).

Pour la bronchite aiguë :

1° Saignée à la veine sous-cutanée du thorax, et plus tard, lorsque les accidents aigus
ont cessé, appliquer de chaque côté du cou
ou sur la poitrine un large vésicatoire ;

2° Fumigation réitérée d'espèces émollientes que l'on dirige sous les naseaux de l'animal (orifices externes des narines) ;

3° Matin et soir, lavement préparé avec :

Racine de guimauve,	60 gram.
Têtes de pavot écrasées,	n° 8.
Eau commune,	2 litres 1j2.

Faites bouillir pendant un quart d'heure
ces deux substances ; passez la décoction, et
administrez après avoir laissé refroidir convenablement.

4° Pr.: Poudre béchique,   185 gram.
      Miel,   500 —

Mêlez exactement la poudre dans le miel

pour former un électuaire, donnez au cheval à l'aide de la spatule, en trois doses dans la journée ; réitérez le lendemain.

5° Diète, ou au moins régime très doux, boisson tiède gommée (avec la poudre de gomme arabique).

Pour la bronchite chronique :

1° Vésicatoire à l'encolure, ou séton au poitrail ;

2° Pr.: Poudre de guimauve, 12 parties.
Poudre de réglisse, 12 —
Poudre d'aunée, 6 —
Extrait de pavot, 6 —
Kermès minéral, 8 —

Mêlez ces différentes poudres avec l'extrait ; administrez à la dose de 60 grammes par jour, dans le miel ou la mélasse ; celle pour le bœuf est double :

Nota. — Ce mélange est aussi employé utilement contre la toux, dans les rhumes, les catarrhes, et pour faciliter le jetage de la gourme des jeunes chevaux.

Ou bien :

Pr.: Gomme ammoniaque, 30 grammes.
Sulfate de potasse, 30 —
Kermès minéral, 24 —
Miel, 125 —
Eau commune, 1 litre 1/2.

Mélangez les poudres avec le miel, ajoutez

l'eau peu à peu, remuez, et administrez au cheval en deux fois dans la journée, et en une seule dose au bœuf.

3° Purger avec :

Décoction de 30 gram. de feuilles de séné,	1 litre.
Manne grasse,	185 gram.
Crême de tartre soluble,	185 —

Faites dissoudre ces deux substances dans la décoction ; laissez refroidir, agitez le breuvage et administrez : réitérez s'il en est besoin.

4° Boisson blanche avec addition une fois par jour de 60 grammes de fleurs de soufre.

CAPELET.

On donne ce nom à une tumeur mobile, le plus souvent indolente et molle, qui croît sur la pointe du jarret du cheval par suite de l'infiltration du tissu de la peau. Elle existe fréquemment aux deux jarrets à la fois. Les causes de cet accident sont les froissements des deux pointes du jarret l'une contre l'autre ou contre un corps dur.

Contre le capelet :

1° Lotions fréquentes avec l'eau froide salée ;

2° Frictions, matin et soir, avec :

Iodure de potassium, 25 gram.
Pommade mercurielle double, 155 —

Faites selon l'art une pommade.

Ou bien :

Pr. : Onguent vésicatoire, 16 parties.
— mercuriel double, 8 —
Savonule de potasse, 2 —
Huile de laurier pure, 5 —
Cire jaune, 3 —
Sublimé corrosif, 1 —

Faites fondre la cire sur un feu très doux, ajoutez les autres substances, retirez le vase du feu, mettez le sublimé en poudre fine et remuez le mélange jusqu'à ce qu'il ait acquis la consistance d'onguent. Comme ci-dessus : même mode d'administration.

3° Application du feu, si le cas l'exige, et ensuite pansement de la partie cautérisée avec des compresses imbibées d'eau blanche.

La méthode la plus convenable pour accomplir cette opération, consiste à pratiquer une raie de cautérisation de haut en bas, dans la partie postérieure du jarret, puis de chaque côté d'autres raies dont l'opérateur peut, à son goût, varier la disposition.

CERISES.

On nomme ainsi de petites excroissances charnues, arrondies, ordinairement rougeâtres, qui s'élèvent de la surface des plaies de la sole de chair du cheval et des ulcères. Ces végétations cellulo-vasculaires, qui deviennent plus ou moins grosses et multipliées, sont le produit d'un travail particulier, et dépendent le plus ordinairement des pansements mal faits et des compressions ou des pincements exercés par la corne aux bords ou au pourtour des plaies.

Contre les cerises :

Couper les bourgeons charnus, ou les brûler avec la pierre infernale, puis de temps à autre saupoudrer la partie affectée d'alun calciné, ou bien l'enduire, soir et matin, d'onguent égyptiac.

CHANCRES.

Ulcères qui ont de la tendance à s'étendre et à ronger les parties environnantes. On les remarque sur la membrane muqueuse des narines du cheval affecté de la morve, au cou du mouton, dans la bouche du bœuf. Le chancre débute par de petites taches rouges, inflammatoires, dont le centre devient blanchâtre, vésiculeux, et laisse échapper une sérosité roussâtre et corrosive. Alors il se forme un ulcère à fond grisâtre dont les bords se durcissent et forment un bourrelet irrégulièrement arrondi.

Contre les chancres :

1° Cautérisation de fois à autre avec le nitrate d'argent (pierre infernale), ou le nitrate acide de mercure ;

2° Lotion fréquente composée avec :

Espèces émollientes,	3 poignées.
Semences de lin,	1/2 —
Eau ordinaire,	3 litres.

Faites la décoction des espèces émollientes et de la graine de lin ; passez avec expression et employez en promenant sur les ulcérations un linge trempé dans ce liquide.

3° Matin et soir, poudre de quinquina ou de gentiane, dans le son à manger ;

4° Boisson blanche avec la farine d'orge, additionnée de sel de cuisine ou de sel ammoniac.

CHARBON.

Tumeur produite par une inflammation gangréneuse du tissu cellulaire sous-cutané. Elle est arrondie, dure et circonscrite, d'abord d'un rouge terne, puis bientôt noire au centre, et peu à peu dans toute l'étendue. Cette maladie, transmissible par contagion, attaque tous les animaux et met très souvent leur vie en danger, car il n'est pas rare que le virus charbonneux se propage de la partie dans laquelle la vie s'est éteinte à l'organisme entier. Le charbon ne survient pas seulement sur toutes les parties externes du corps qu'il frappe indistinctement, mais quelquefois encore il se forme à l'intérieur : l'affection est alors appelée par les vétérinaires *fièvre charbonneuse,* et tue assez promptement les animaux qu'elle atteint ; elle est ordinairement épizootique.

Outre la contagion, l'anthrax peut résulter de l'usage de mauvais aliments, tels que les fourrages mal récoltés, fermentés, altérés d'une manière quelconque, les eaux impures pour boisson, la misère, la malpropreté, et toutes les causes qui sont de nature à irriter la membrane muqueuse de l'estomac et des intestins.

Contre le charbon :

1° Pratiquer le débridement de la tumeur au moyen d'incisions cruciales plus ou moins multipliées ;

2° Enlever les parties frappées de gangrène, et cautériser soit avec le bouton de feu, soit avec l'acide sulfurique, soit avec le chlorure d'antimoine liquide (ces derniers caustiques s'appliquent au moyen d'un pinceau de linge ou de bourdonnets de charpie) ;

3° Toutes les quatre heures, panser la plaie avec la teinture d'aloès, ou le chlorite de soude étendu de 10 à 15 parties d'eau, puis la recouvrir légèrement de la poudre suivante :

Pr. : Sublimé corrosif, 15 gram.
Poudre de quinquina, 32 —
Poudre de charbon, 32 —
Poudre de camphre, 8 —

Mêlez exactement.

4° Administrer de temps en temps à l'intérieur quelques doses de thériaque vétérinaire ; ou bien :

Pr.: Quinquina pulvérisé, 60 gram.
Racine de gentiane pulvérisée, 125 —
Racine de gingembre, 60 —
Camphre en poudre, 16 —
Miel ou mélasse, 500 —

Mêlez ces cinq substances ensemble pour

former un électuaire, et administrez en deux jours à des intervalles réglés.

5° Régime : nourriture fortifiante.

Nota.—Le virus charbonneux se transmettant de l'animal à l'homme par contact, il n'est pas inutile de recommander ici aux personnes qui se trouvent dans le cas d'opérer l'anthrax, de prendre garde de se blesser avec l'instrument tranchant, et de s'abstenir de toute opération, comme de toucher les points charbonneux, dès qu'ils ont la moindre écorchure, la plus légère inflammation à la peau des mains, ou même pendant que les mains sont suantes, plusieurs artistes ayant été victimes de leur témérité pour n'avoir pas pris assez de ces précautions.

CLAVELÉE.

Éruption pustuleuse de la peau propre aux bêtes à laine, caractérisée extérieurement par des boutons blancs plus ou moins volumineux, qui suppurent, se dessèchent et forment des croûtes dans le même ordre qu'ils ont paru. Cette maladie, éminemment contagieuse, est due à la propagation d'un virus particulier (claveau) qui peut se transporter d'un lieu à un autre, et qui atteint les animaux non inoculés soumis à son action infectieuse. Elle ne sévit qu'une seule fois sur le même sujet, et elle est tantôt épizootique, tantôt enzootique (ce mot se dit des maladies qui règnent constamment, ou à certaines époques périodiques, sur une ou plusieurs espèces d'animaux dans une contrée).

A l'invasion du principe contagieux, il y a chez l'animal tristesse, abattement, perte de l'appétit et de la rumination, fièvre, soif ardente et agitation vive dans la région des flancs ; bientôt à la suite de ces prodromes, se montrent aux ars (membres) antérieurs et postérieurs, à la surface interne des avant-bras et des cuisses, autour de la bouche et des yeux, des boutons pustuleux qui grossissent peu à peu, tombent ensuite en suppuration et laissent en leur endroit de petites plaques de pus desséché. Une éruption semblable se produit quelquefois dans la bouche, le pharynx, le larynx et même dans l'intestin ; alors la maladie peut occasionner la mort des animaux.

Contre la clavelée :

1° Boisson blanche avec la farine de froment, additionnée de sel ammoniac ;

2° Tous les matins, administrer à chaque mouton dans une portion convenable de son frisé, 15 grammes de la poudre suivante :

Pr. : Gentiane en poudre,	8	parties.
Aunée en poudre,	6	—
Oxyde brun de fer porphyrisé,	3	—
Muriate d'ammoniaque,	2	—

Mêlez exactement ces différentes poudres.

3° Enduire, deux fois par jour, les éruptions avec :

Huile blanche,	250 gram.
Ammoniaque,	60 —

Mêlez. (Remuez le mélange chaque fois).

4° Toucher les pustules avec le crayon de nitrate d'argent, ou bien avec la solution ci-après, savoir :

Pr.: Nitrate d'argent,	8 gram.
Eau distillée,	60 —

Dissolvez, et imbibez un petit pinceau de charpie de ce liquide et touchez-en les boutons.

5° Inoculer aux moutons non encore atteints, le *claveau* exsudé par les pustules claveleuses.

Cette opération, appelée *clavelisation*, consiste à introduire par de légères entamures pratiquées dans la peau de l'animal que l'on veut claveliser, une faible portion de claveau retiré de la surface des boutons après avoir été dénudée avec précaution de l'enveloppe qui la recouvre. Dès que cette sérosité virulente, de couleur roussâtre ou jaunâtre, est à l'état de limpidité, on choisit de préférence pour son insertion, qu'il convient toujours de faire avec la *lancette*, les parties non lainées, surtout celles qui se trouvent au bas du ventre, un peu en avant chez la brebis, avec l'attention de ne toucher avec l'instrument ni le mamelon ni les ganglions lymphatiques qui se remarquent à son pourtour. Chez le mâle, c'est en avant des parties génitales qu'il est préférable d'opérer, en se gardant bien de porter le liquide claveleux sur le prépuce, sur le scrotum, ou trop près de ces organes.

CLOU DE RUE.

Nom que les vétérinaires donnent à la maladie locale qui survient chez les chevaux ou autres gros bestiaux, lorsqu'un clou ou tout autre corps étranger a pénétré plus ou moins profondément dans la chair de la sole ou celle de la fourchette. Cette affection est simple, lorsque le corps étranger ne traverse que la corne; grave, quand il pénètre jusqu'à l'aponévrose (membrane fibreuse) des muscles fléchisseurs ou jusqu'aux ligaments de l'os articulaire; et incurable ou très difficile à guérir, lorsqu'il pénètre dans l'articulation et atteint les tissus cartilagineux (parties très flexibles, mais les plus dures du corps après les os).

Contre le clou de rue :

1° Arracher promptement le corps étranger engagé dans la sole cornée ou charnue du pied;

2° Employer ensuite, selon que se montrent plus ou moins graves les accidents morbides, les moyens opératoires suivants : ainsi quand un clou a produit une piqûre contuse, et qu'il entretient la claudication, tantôt il suffit de pratiquer une ouverture en forme d'entonnoir prolongée jusqu'au fond de la blessure ; tantôt il faut enlever la corne désunie et amputer les chairs contuses, déchirées ou désorganisées ; quelquefois il faut arracher la sole de corne, et partant les parties altérées ; ou bien enfin après la dessolure, il est nécessaire d'extirper en totalité ou en partie le coussinet plantaire (partie du dessous du pied qui compose la *fourchette* molle ou de chair).

On se sert, pour exécuter toutes ces manœuvres chirurgicales, du boutoir ou de la rénette double, de l'érigne (espèce de crochet destiné à saisir, à élever ou soutenir les parties qu'on veut disséquer), puis de la feuille-de-sauge, avec laquelle on coupe les chairs à extraire ;

3° Deux fois par jour, recouvrir la plaie avec de la charpie imbibée d'alcool vulnéraire ou de teinture d'aloès camphrée, et placer par dessus des cataplasmes émollients ;

4° Prévenir le développement de l'inflammation locale ou de la fièvre de réaction, en saignant plus ou moins suivant les sujets ;

les mettre quelques jours à la diète, à l'eau blanche nitrée.

COLIQUE.

On désigne sous cette dénomination des douleurs constrictives, pinçantes, tiraillantes, brûlantes, plus ou moins vives, dans les intestins, qui, lorsqu'elles ont beaucoup d'intensité, s'accompagnent d'anxiéte, d'agitation et de sueur froide, avec ou sans évacuations par le bas. Les animaux regardent leurs flancs; ils trépignent, se couchent, se roulent et se relèvent bientôt pour s'agiter de nouveau. Le mal peut être périodique ou continu.

Contre la colique :

1° Au début, s'il est possible, purgation douce avec :

Sirop de nerprun,	125 gram.
Crême de tartre soluble,	185 —
Eau tiède,	1 litre.

Faites dissoudre le sirop et la crême de tartre dans l'eau, et administrez en une dose.

2° Boisson avec le lin ou la guimauve miellée ou gommée;

3ª Calmer les douleurs abdominales au moyen de l'élixir dont la formule suit :

Pr. : Aloès des Barbades,
    Racine de gentiane,
    Rhubarbe indigène,   } de chaque **2** parties.
    Ecorce d'orange,
    Safran gâtinois,   **1/2** —
    Thériaque,   **3** —
    Extrait de pavot indigène,   **3** —
    Ether sulfurique,   **6** —
    Alcool à **22** degrés,   **64** —

Concassez dans un mortier les quatre premières substances que vous mêlez ensuite dans l'alcool avec le safran, la thériaque et l'extrait de pavot ; laissez macérer pendant plusieurs jours le mélange en ayant soin de l'agiter le plus souvent possible ; passez-le ensuite sur une toile avec expression ; filtrez après la liqueur ; ajoutez-y l'éther sulfurique et conservez-le dans un vase bien bouché.

Administrez au cheval à la dose de 125 à 185, et au bœuf à celle de 250 grammes dans un litre de véhicule approprié (eau ou vin suivant les cas) : renouvelez jusqu'à effet sédatif.

Nota.—Cet élixir est aussi très employé de la même manière et aux mêmes doses contre les vers, les indigestions, et pour faciliter le délivre des vaches.

4º Lavement anodin préparé avec :

Décoction de feuilles de mauve
    ou de graine de lin,   **2** litres.

Huile d'olives ou d'œillet,   125 gram.
Laudanum liquide,   30   —

Mêlez et administrez en une seule dose : réitérez au besoin.

Le traitement subit des modifications suivant les causes occasionnelles, qui sont extrêmement variées. Cependant les diverses espèces de coliques peuvent être rapportées aux principales espèces suivantes :

COLIQUE FLATUEUSE.

Accumulation de flatuosités ou gaz qui distendent et gonflent outre mesure les intestins. Dans ce cas il existe des borborygmes (gargouillements) plus ou moins bruyants dans le ventre ; celui-ci est enflé, tendu, dur, et résonne comme un tambour. Quelquefois son volume s'accroît à un point que l'on croirait qu'il ne pourra résister à la distension.

Le vert donné trop tôt ou sans précaution, l'eau très froide, bue avidement et en quantité, l'animal ayant chaud, tous les fourrrages nouveaux qui n'ont pas encore ce qu'on appelle *jeté leur feu*, et surtout le foin, l'avoine nouvelle et fermentée, les pois, les féveroles dans le même état, peuvent déterminer cette sorte de colique.

Contre la colique flatueuse :

1° Boisson mucilagineuse édulcorée avec le miel ;

2° **Pr.**: Fleurs de camomille,	2 poignées.
Eau bouillante,	2 litres.

Faites infuser dans un vaisseau couvert ; passez et ajoutez dans l'infusion froide :

Ether sulfurique,	60 grammes.
Ammoniaque liquide,	15 —

Administrez au cheval en deux doses à deux ou trois heures d'intervalle, et au bœuf en une seule fois.

3° Purger avec :

Rhubarbe en poudre,	30 grammes.
Séné,	30 —
Gingembre,	15 —
Sulfate de soude,	185 —

Mêlez ces quatre substances dans un litre d'eau tiède, remuez et administrez.

4° Lavement préparé avec les espèces carminatives suivantes :

Pr.: Fleurs de camomille romaine,	2 poignées.
Têtes de pavot brisées,	n° 6.
Semences d'anis ou de fenouil,	60 gram.
Eau,	2 litres 1/2.

Après avoir fait la décoction des pavots, ajoutez les fleurs et les semences ; laissez infuser une demi-heure ; passez et administrez tiède ; réitérez.

COLIQUE NÉPHRÉTIQUE.

Douleur qui a son siége dans les reins ou dans les uretères (canaux membraneux destinés à porter l'urine des reins dans la vessie) et qui est due, soit à l'inflammation de ces organes, soit à l'irritation produite par quelque calcul rénal qui s'y est développé. Dans ce cas il y a fièvre avec accélération du pouls, faiblesse, et quelquefois engourdissement, ou tremblement remarquable de la jambe entière correspondante au côté affecté. La peau est froide pendant les exacerbations de la douleur ; la quantité d'urine diminue ; ses propriétés physiques sont altérées ; tantôt épaisse et rouge, tantôt limpide et aqueuse, elle coule presque constamment par gouttes ou se supprime.

Pour la colique néphrétique :

1° Saignée générale ;

2° Boisson habituelle avec la graine de lin légèrement nitrée ;

3° Pr.: Racine de guimauve, 60 gram.
       Racine de réglisse, 60 —
       Nitrate de potasse, 30 —
       Camphre pulvérisé, 2 —
       Miel, 125 —

Faites bouillir les racines, après les avoir coupées, dans un litre d'eau ; passez la décoction ; ajoutez le miel, le camphre et le nitre, et faites prendre en une dose : réitérez.

4° Lavement préparé comme il suit :

Pr. : Feuilles de mauve ou de guimauve, 3 poign.
      Têtes de pavots écrasées, n° 6.
      Baume tranquille, 125 gram.

Faites cuire les deux premières substances dans suffisante quantité d'eau ; passez, et au moment d'administrer, ajoutez le baume tranquille, réitérez au besoin.

COLIQUE NERVEUSE.

Douleur vive qui paraît due à une lésion particulière des propriétés vitales du système nerveux des intestins. Elle est, dans ce cas, caractérisée par des mouvements désordonnés, des contractions violentes des muscles, et parfois des accès de fureur. Le pouls est petit, tendu, concentré ; il y a rétention des urines et souvent constipation opiniâtre ; l'anus semble remonté et fermé *spasmodiquement*.

Pour la colique nerveuse :

1° Saignée générale ;

2° Boisson blanche additionnée de miel, de poudre de gomme ou de sel de nitre ;

3° Lavement avec :

Semences de lin,	60 gram.
Capsules de pavot,	n° 6.
Onguent populéum,	125 gram.
Camphre en poudre,	8 —
Eau,	2 à 3 litres.

Après avoir fait la décoctien de la graine de lin et des pavots, passez et ajoutez à la colature l'onguent et le camphre. Administrez tiède et réitérez selon le besoin.

COLIQUE STERCORALE.

Douleur produite par la rétention des matières fécales accumulées et durcies dans quelques-unes des bosselures de la partie flottante du colon (seconde portion du gros intestin située entre le cœcum et le rectum). Dans ce cas il y a tension et dureté du ventre, borborygmes et assoupissement.

Cette espèce de colique, plus fréquente dans les chevaux, ânes et mulets avancés en âge, et partant chez lesquels la mastication est devenue imparfaite par l'usure de leurs dents, a pour cause le plus souvent les feuilles vertes, fibreuses, de certains végétaux, quelquefois les bourgeons de la vigne, du frêne, etc., avalés sans avoir été préalablement assez divisés.

Pour la colique stercorale :

1° Boisson faite avec :

Eau de mauve,	6 litres.
Tartrate acide de potasse,	125 gram.
Miel,	250 —

Dissolvez dans l'eau chaude le tartrate et le miel ; administrez un litre toutes les deux heures.

2° Élixir calmant, page 60, n° 3 ; ou bien :

Pr. : Décoction d'orge,	1 litre.
Sulfate de magnésie,	125 gram.
Huile de ricin,	250 —

Mêlez et administrez, comme purgatif doux.

3° Un ou deux lavements dans la journée avec :

Décoction de guimauve ou de séné,	1 litre.
Sulfate de soude,	90 gram.
Huile blanche,	125 —

Mêlez et administrez tiède.

COLIQUE VERMINEUSE.

Irritation d'une ou plusieurs portions de la muqueuse intestinale, causée par la présence de vers dans les intestins. Dans ce cas, attendu la variation, la courte durée, et le peu d'intensité des symptômes qui se produisent, le moins équivoque d'entre eux consiste dans la démangeaison que l'animal ressent à la queue, qu'il remue sans cesse, et qu'il cherche à frotter contre les corps environnants. Néanmoins le plus important de tous les signes de la colique vermineuse, et le seul certain, est la sortie de vers ou de portions de vers.

Pour la colique vermineuse :

1° Eau très miellée ou sucrée donnée la veille au soir.

2° Pr.:

Mousse de Corse,	64	gram.
Sommités d'absinthe,	64	—
Aloès des Barbades,	15	—
Miel,	125	—
Eau bouillante,	1	litre.

Faites infuser la mousse et les sommités dans l'eau pendant une nuit, passez avec expression ; dissolvez l'aloès et ajoutez le miel ; faites prendre, le matin à jeun, en une dose : réitérez le lendemain.

Ou bien :

Pr. : Poudre vermifuge composée,	125 gram.
Poudre d'aloès des Barbades,	30 —
Poudre de gentiane,	30 —
Mercure doux,	15 —
Miel,	suffis. quant.

Triturez avec soin ces substances dans un mortier, formez-en une masse pilulaire, et divisez en six pilules. Deux, chaque matin, pendant trois jours de suite.

3° Chaque jour, un lavement composé avec :

Sommités fleuries de tanaisie,	2 poignées.
Savon noir,	60 gram.
Huile empyreumatique animale,	60 —
Eau bouillante,	3 litres.

Laissez infuser l'absinthe dans l'eau pendant une demi-heure, passez l'infusion et ajoutez le savon, que vous aurez auparavant combiné avec l'huile. Administrez en une fois.

CONSTIPATION.

Rétention plus ou moins prolongée des matières excrémentielles dans le rectum (troisième portion du gros intestin, occupant la partie postérieure du bassin, se terminant par une ouverture circulaire, resserrée et soutenue par des muscles, à laquelle on donne le nom *d'anus*.) La constipation, toujours acciden-

telle dans les animaux, tient à un état morbide, primitif ou sympathique, des intestins.
Cet état varie depuis une légère irritation jusqu'à un certain degré d'inflammation, auquel
succède ordinairement la diarrhée. Il peut
être dû aussi à un obstacle mécanique. La difficulté d'évacuer les fèces n'est pas une maladie spéciale ; ce n'est qu'un des nombreux
symptômes de diverses affections préexis-
tantes.

Contre la constipation :

1º Boisson d'orge miellée et acidulée avec
la crème de tartre, ou additionnée de sel
d'Epsom ;

2º Pr.: Huile de ricin,   500 gram.
       Oxymel simple,   125 —
       Sirop de nerprun,   60 —

Mêlez et faites prendre en une seule fois,
comme laxatif ;

3º Un ou deux lavements dans la journée
avec :

Décoction d'espèces émollientes,   1 litre.
Miel de mercuriale,   125 gram.

Mêlez et administrez.

4º Introduire parfois dans l'anus des sup-
positoires de savon, qu'on modèle en forme

de cône, ou mieux encore diviser et extraire avec les doigts les matières stercorales endurcies.

CONTUSION.

Blessure produite dans les tissus vivants par l'impulsion d'une cause externe, par le choc d'un corps contondant (1), sans perte de substance ni solution de continuité à la peau. Bien que celle-ci ne soit pas apparente, la contusion détermine toujours la rupture des fibres des tissus ; de là un épanchement de sang, un gonflement rapide plus ou moins considérable, une ecchymose plus ou moins étendue (tache livide, noirâtre ou jaunâtre de la peau); de là, par conséquent, une douleur plus ou moins vive, qui est ressentie dans la partie contuse.

Contre la contusion :

1° Lotion de la partie avec l'eau très froide, souvent renouvelée, l'eau vinaigrée avec addition de sel commun, ou l'eau de Goulard aiguisée avec l'alcool camphré ;

---

(1) On appelle ainsi, en chirurgie, tous les corps ou instruments ronds, obtus et non tranchants, qui blessent sans percer ni couper, comme un marteau, une massue, un bâton, etc.

2° Dès qu'il se manifeste, dans la partie contuse, de la tension, de la douleur, de la chaleur, application réitérée de cataplasmes émollients;

3° Saignée générale, sangsues ou ventouses scarifiées, si la contusion est profonde;

4° Régime : diminution dans la ration des aliments, et boissons légèrement acidulées avec le nitrate de potasse.

CORYZA.

Inflammation catarrhale de la membrane muqueuse des fosses nasales et des différents sinus ou concavités qui en font partie. Il est aigu ou chronique.

Le coryza *aigu,* assez fréquent chez les animaux, est à peine considéré comme une maladie, tant il est peu dangereux ; néanmoins il peut parfois se compliquer de catarrhe bronchique. Il se développe sous l'influence des changements brusques de température, du froid humide et des corps irritants portés directement sur la membrane pituitaire. Cette affection, aussi appelée, en médecine vétérinaire, *morfondure,* débute avec ou sans frisson. Il y a gêne, sécheresse et prurit dans les narines ; la conjonctive rougit et les yeux deviennent larmoyants; les glandes de l'auge (espace compris entre les deux ganaches) se gonflent, et il s'établit par le nez un écoulement abondant d'un liquide visqueux, puis épais, blanc ou jaunâtre qui s'attache aux ailes des naseaux. Le coryza passé à l'état *chronique* existe sans douleur aucune ; seulement il donne lieu à une sécrétion muqueuse plus ou moins abondante, épaisse, opaque, jaunâtre ou verdâtre, inodore ou d'une odeur forte. Les animaux malades jettent du mucus continuellement. Parfois aussi il détermine un engorgement dans les ganglions ou glandes lymphatiques inter-maxillaires.

Pour le coryza à l'état aigu :

1° Dès le début, soustraire l'animal à l'influence de l'air froid et surtout humide, le placer dans une atmosphère d'une température douce, à l'abri des courants d'air ; rappeler les fonctions perspiratoires de la peau par des bouchonnements fréquents, le pansement réitéré de la main, et des couvertures légères ;

2° De temps en temps diriger sur les orifices des narines la vapeur tiède d'espèces émollientes, sous forme de fumigations ;

3° Pr.: Poudre de gomme arabique,   **30 gram.**
Poudre de guimauve,   **60 —**

Poudre de réglisse, 60 gram.
Miel ou mélasse, 500 —

Mêlez exactement les poudres dans le miel pour former un opiat. Faites prendre ensuite à l'aide de la spatule, en deux doses dans la matinée : réitérez le lendemain ;

4° Pratiquer la saignée, si l'état fébrile du pouls l'indique, et, tous les jours une fois, au moins durant une demi-heure, baigner le corps dans des vapeurs aqueuses émollientes. Le bain pris, (selon le mode indiqué, p. 16, n° 1), sécher avec soin l'animal en le frottant vigoureusement, et ensuite le couvrir pour éviter qu'il ne se refroidisse ;

5° Soir et matin lavement préparé avec les feuilles ou les racines de guimauve, et additionné de suffisante quantité de miel ;

6° Régime délayant : boisson un peu tiède gommée ou édulcorée avec le miel, bon son mouillé, barbotage, diminution de la ration ordinaire, choix d'aliments peu nourrissants et faciles à digérer, tels que la fine paille ou l'herbe simple.

Pour le coryza à l'état chronique :

1° Séton au poitrail, ou vésicatoire entre les deux branches de la mâchoire inférieure ;

2° Fumigations fréquentes de benjoin en poudre (16 grammes et plus parfois), ou, à leur défaut, celles de genièvre (baies écrasées). On projette peu à peu de l'une ou de l'autre de ces substances sur des charbons ardents, ou sur une pelle très chaude, et l'on dirige la vapeur qui se dégage vers les cavités nasales ;

3° Relâcher le ventre de temps à autre avec :

Décoction de grabeaux de séné,	1 litre.
Sel de Glauber,	125 gram.
Manne grasse,	185 —

Dissolvez le sel et la manne dans la décoction encore chaude ; laissez refroidir, agitez le breuvage et faites prendre en une fois à jeun.

COURBE.

On appelle ainsi, à raison de la ligne plus ou moins courbe qu'elle décrit, une tumeur osseuse oblongue qui se développe en dedans du jarret du cheval, sur l'extrémité inférieure et interne du tibia (os long et le plus gros de la jambe), et gênant souvent le mouvement de l'articulation. Elle est produite le plus communément par un effort, un coup, une chute, un travail ou un exercice trop grand, etc.

Contre la courbe :

1° Au début, petites saignées répétées à la veine sous-cutanée du membre, le plus près possible du jarret, et cataplasmes de farine de lin ou de chenevis concassé bien chauds et saupoudrés de chlorhydrate d'ammoniaque;

2° Frictions, matin et soir, avec l'onguent résolutif fondant dont la formule se trouve page 49, n° 2 ;

Ou bien :

Pr. : Iodure de potassium,   4 gram.
  Déuto-iodure de mercure, 4 —
  Axonge,   45 —

Broyez d'abord les deux sels et ajoutez ensuite la graisse. En onctions légères, matin et soir, sur la partie exostosée ;

3° Application du feu, si la tumeur est restée stationnaire, c'est-à-dire, si elle est devenue indolente et chronique.

CRAPAUD.

On donne ce nom à une tumeur molle, spongieuse, et probablement de nature cancéreuse, qui se manifeste à la fourchette du pied du cheval. Cette maladie toujours très

grave, et dont on obtient difficilement la guérison radicale, a des causes prédisposantes et
accidentelles. Au nombre des premières se
rangent particulièrement les pâturages gras
et aquatiques, les localités marécageuses, la
structure large et plate des pieds, la corne
mauvaise, les talons hauts et la fourchette petite. Parmi les secondes, on trouve les plaies
de la sole, surtout du coussinet plantaire,
auxquelles on néglige de faire une compression égale et suffisante ; la saleté, les ordures,
le fumier et les urines des écuries mal tenues,
les boues âcres et autres substances de même
nature, à l'action desquelles le pied du cheval
reste longtemps exposé.

Le crapaud est caractérisé au début par un
malaise du membre affecté, une démangeaison de la fourchette qui porte l'animal à frapper violemment sur le sol avec son pied ; puis
par le suintement d'une humeur âcre et fétide
sur les côtés de la fourchette, par le boursoufflement et la mollesse de la corne de ces parties, et surtout par des végétations cornées en
forme de filaments qui paraissent se développer dans sa substance. Le mal gagne le talon,
et sépare la corne de la sole de celle de la mu-
raille (épaisse couche de corne enveloppant le
pied du cheval), qui paraît saine extérieurement ; il s'étend ainsi de proche en proche,
et, quand il a fait de grands progrès, les fila-

ments cornés poussent des racines qui s'implantent dans les tendons, passent à travers, et s'étendent jusque dans l'os du pied.

Contre le crapaud :

1° Dès le début, enlever avec le bistouri toute la corne détachée ou soulevée, en coupant même un peu au-delà de la désunion, toute celle qui végète par filaments, et, autant que possible, jusqu'à la racine de ces filaments ; puis, cette ablation faite, couvrir toute la partie opérée d'un mélange de poudre de chasse et de soufre sublimé (fleurs de soufre), qu'on allume avec un fer incandescent, et si la combustion languit trop, avoir soin de l'activer et de l'entretenir par le même moyen. Lorsqu'elle est terminée, enlever doucement, en râclant avec la feuille-de-sauge, tout ce qui peut se détacher sans effusion de sang ; saupoudrer de nouveau, et établir sur la partie une seconde adustion (brûlure) semblable à la première. Répéter le même procédé jusqu'à ce qu'on ait lieu de croire les tissus pénétrés d'une suffisante quantité de calorique pour détruire entièrement tout ce qui serait susceptible de régénérer le crapaud. Une fois cette cautérisation parvenue au point où elle doit s'arrêter, remplir tout le vide de poix de Bourgogne, ou de poix résine, fondue et chaude, laisser refroidir sur place, et mettre l'étoupade, les éclisses et le fer ;

2° Dès que la suppuration (elle commence ordinairement du troisième au sixième jour) paraît s'établir, lever l'appareil, puis chaque jour panser comme ci-dessus avec la poix, et du moment où la plaie se montre vive et belle, appliquer sur sa surface des plumasseaux d'étoupe ou de charpie chargés de digestif simple, et d'onguent égyptiac quand se produisent quelques bourgeons de mauvais aspect ;

3° Deux fois par jour, administrer dans du son 30 grammes de soufre sublimé.

CREVASSES.

On nomme ainsi les fentes longitudinales plus ou moins profondes, qui surviennent aux plis du paturon (partie du bas de la jambe située entre le boulet et la couronne) et du genou des chevaux et des bêtes asines. Les boues âcres, les fumiers, les terrains pierreux causent le plus souvent cette affection. La douleur, la rougeur et le prurit (ou démangeaison) sont les premiers indices des crevasses. Bientôt il se forme des gerçures ulcéreuses à la peau, d'où écoule une humeur sanieuse et corrosive.

Contre les crevasses :

1° Dans le début, cataplasmes émollients sur les fissures, et lotions répétées de celles-ci avec l'eau de son à la température tiède, et dans les intervalles, applications de cérat de Galien, ou d'onguent populéum ;

2° L'irritation calmée, toucher ces mèmes parties au moyen d'un petit pinceau de linge imbibé d'eau d'Alibour, ou bien soir et matin les enduire légèrement avec :

Oxyde de cuivre brut,	2 parties.
Sulfate de zinc,	3 —
Alun calciné,	3 —
Camphre,	1 —
Onguent populéum,	30 —

Réduisez ces quatre premières substances en poudre très fine et incorporez-les ensuite avec l'onguent ;

3° Lors de crevasses très anciennes, couvrir les tissus malades de poudre de chasse, qu'on enflamme, et répéter cette adustion trois ou quatre fois de suite, jusqu'à formation d'escarre ; celle-ci une fois détachée, laver la plaie avec l'eau de Goulard, ou l'oindre de pommade de saturne ;

4° Pr.: Savon blanc râpé,   60 gram.
       Nitrate de potasse,   60 —
       Résine en poudre,   60 —
       Miel ou mélasse,   quant. suffis.

Mêlez pour former six bols que vous roulerez dans de la farine ; faites prendre le matin en trois jours, comme diurétique fondant.

CYSTITE.

Inflammation d'une ou plusieurs des membranes qui entrent dans la composition de la vessie urinaire et particulièrement de la muqueuse interne de ce réservoir. Le cheval et le bœuf paraissent être ceux de nos animaux domestiques qui sont le plus sujets à la cystite. Cette maladie est généralement plus fréquente et plus rebelle dans les mâles que dans les femelles. Elle est presque toujours produite par quelques causes directes, telles qu'une contusion à la partie inférieure du bas-ventre, un coup, une chute sur cette région ou sur les reins, le séjour trop longtemps prolongé ou trop souvent répété de l'urine dans la vessie, effet de la négligence des conducteurs qui ne laissent point aux chevaux la liberté de s'arrêter pour pisser, l'action spéciale de certaines substances alimentaires, celle des cantharides.

Les symptômes les plus saillants de cette maladie sont l'agitation, le trépignement des membres postérieurs, des besoins fréquents et irrésistibles d'uriner, les campements pour y satisfaire, les urines troubles, souvent rougeâtres, quelquefois sanguinolentes, les coliques, et le bas-ventre douloureux à la pression.

Contre la cystite :

1° Au début, saignées légères plus ou moins répétées ;

2° Boisson douce et mucilagineuse avec la semence de lin ou la racine de guimauve, additionnée de miel ou de sel de nitre ;

3° Deux lavements par jour avec :

Feuilles de mauve,	3 poignées.
Huile commune,	125 gram.
Eau,	suffis. quantité.

Faites bouillir ; passez, ajoutez l'huile et administrez tiède ;

4° Fomentations émollientes pratiquées fréquemment (selon le mode indiqué p. 41, n° 2) sur la région du bas-ventre, ou bains de vapeur sous cette partie ;

5° Fouiller l'animal, et en cas d'accumulation d'urine dans la vessie, la vider, s'il est possible, en procédant de la manière suivante :

4.

on enfonce, avec les précautions convena-
bles, la main dans le rectum, et l'on cherche
à reconnaître si la vessie est ou non dans sa
position naturelle. Si elle est à peu près vide,
on la trouve dans le fond du bassin; si elle est
à demi-pleine, elle se rencontre à l'entrée :
alors on cherche à la vider en exerçant sur
elle, avec toute la surface de la main, et non
avec les doigts seulement, une douce pression
dirigée d'avant en arrière, c'est-à-dire dans
le sens de la ligne qui s'étend de la tête à la
queue. Lorsque la vessie est remplie à l'excès,
elle se trouve en grande partie dans le ventre;
on doit encore chercher à la presser légèrement, en la ramenant en arrière vers le bassin, pour faire évacuer l'urine. Quand on y
parvient, il importe de ne pas faire sortir la
totalité de l'urine, et d'en laisser une petite
quantité, afin de prévenir l'affaissement et
l'atonie de l'organe vésical.

DARTRES.

Inflammation de la peau, souvent opiniâtre, ayant pour caractère une éruption avec
démangeaison de petites vésicules ou de pustules de différentes sortes qui se rompent et
laissent suinter un liquide ichoreux formant
par sa dessiccation des écailles furfuracées

(semblables à du son) ou des croûtes plus ou moins épaisses et quelquefois des ulcères. Cette affection est plus commune dans le cheval et les bêtes à laine, que dans le bœuf et la chèvre, où elle est très rare. Les causes principales des dartres sont la suppression de la transpiration cutanée, la malpropreté, une mauvaise nourriture, etc. On les distingue en dartres *farineuses, vives* ou *humides, croûteuses, rongeantes* ou *ulcéreuses.*

Contre les dartres :

1° Deux ou trois fois par jour, fomentation sur les parties affectées avec :

Sulfure de potasse liquide,	125 gram.
Eau de savon noir,	1 litre.

Mêlez.

Ou bien, une fois dans la journée avec :

Deuto-chlorure de mercure,	4 gram.
Eau très pure,	3 litres.

Dissolvez le sublimé dans un mortier de verre.

2° Pr.:

Sulfure de potasse pulvérisé,	48	gram.
Sous-carbonate de soude,	48	—
Axonge,	375	—

Mêlez selon l'art. Deux frictions par jour.

Ou bien, pour le même emploi :

Pr. : Mercure métallique,   3 parties.
Soufre sublimé,   3 —
Cantharides en poudre,   1 —
Saindoux,   30 —

Éteignez le mercure avec une petite portion de saindoux et de soufre ; faites chauffer les cantharides dans une partie de la graisse ; mélangez ensuite successivement le restant du soufre, du saindoux et le mercure éteint ;

3° A l'intérieur, son de froment avec addition matin et soir de 30 grammes de fleurs de soufre ;

4° Prise des bols diurétiques fondants dont la formule est indiquée page 80, n° 4.

DÉMANGEAISON.

Sensation incommode qui porte l'animal à se gratter ou à se frotter contre les corps extérieurs, et qui procède d'une irritation des extrémités nerveuses de la peau. Elle siége principalement sur les membres, les cuisses, la tête, le cou et la queue. Le cheval et le bœuf, surtout s'ils sont vieux et mal nourris, sont plus sujets au prurit que les autres animaux. Le défaut de propreté, de pansage, les faux crins, la poussière et les ordures qui s'amassent entre les poils, en sont les causes les plus communes.

Contre la démangeaison :

1° Saignée générale ;

2° Boisson blanche acidulée avec le sel de nitre, ou le carbonate de soude ;

3° Lotions fréquentes de la peau avec l'eau sulfurée, ou celle de savon blanc ;

4° Si le prurit existe à la queue du cheval, chercher les faux crins et les arracher de ce tronçon.

DIARRHÉE.

Cette maladie, qui tient à une inflammation ou à une irritation plus ou moins forte de la membrane muqueuse intestinale et de ses follicules ou vaisseaux excréteurs, consiste dans des évacuations alvines abondantes, liquides, âcres, de nature muqueuse, parfois mêlées de sang, et accompagnées d'épreintes douloureuses et de tranchées plus ou moins violentes. C'est la colite ou *dyssenterie*. Elle est sporadique ou épizootique. Dans le premier cas, elle sévit sur un ou plusieurs animaux, surtout en automne, sous l'influence du climat, de la saison, des travaux pénibles ou du changement de nourriture. Dans le second cas, qui est le plus ordinaire, elle attaque en même temps un plus ou moins grand nombre d'animaux qui, dans une même contrée soumis aux mêmes influences morbifiques font, par exemple, usage de fourrages altérés ou d'eau de mauvaise qualité.

Contre la diarrhée :

1° Boisson, ou eau de riz édulcorée avec le sucre brut, ou celle de racine d'althæa additionnée de poudre de gomme arabique ;

2° Pr.: Têtes de pavot blanc écrasées,	n° 6.
Gomme adraganthe,	15 gram.
Gomme arabique,	15 —
Miel,	125 —
Huile d'olives,	90 —
Blancs d'œufs,	n° 3.
Eau ordinaire,	1 litre.

Faites infuser les pavots une demi-heure dans l'eau bouillante, passez et ajoutez à la colature, à l'aide d'un mortier, les autres substances que vous aurez préalablement mêlées ensemble : administrez tiède et réitérez.

Ou bien :

Pr.: Espèces astringentes,	125 gram.
Eau,	2 litres.

Faites bouillir pendant un quart d'heure ; passez et ajoutez :

Gomme arabique pulvérisée,   60 gram.
Sucre brut,   125 —
Eau de Rabel,   15 —

Faites prendre en deux fois dans la journée ; réitérez le lendemain.

3° Chaque jour, matin et soir, deux lavements préparés avec :

Décoction d'espèces émollientes,   2 litres.
Opium brut,   15 gram.
Amidon ou fécule de pommes de terre, 30 —

Dissolvez d'abord l'opium dans le décocté à l'aide d'un mortier ; passez ensuite et ajoutez en remuant l'amidon ou la fécule préalablement délayé dans un verre d'eau froide. Administrez tiède.

Ou bien employez celui indiqué sous le n° 3, page 65 ;

4° Tous les jours plusieurs fois, fomentations d'alcool camphré et cataplasmes adoucissants sous le bas-ventre ;

5° S'il y a grande fièvre avec excrétion de mucosités fétides et sanguinolentes, pratiquer une large saignée ; puis administrer la thériaque vétérinaire dont suit la vraie formule :

Pr. : Baies de laurier,
    — de genièvre,
Ecorce de citron,
    — d'orange,
    — de cannelle,
Gomme arabique,   } de chaque 5 parties.

Racine d'aunée,
—   d'angélique,
—   d'acore vrai,
—   de gentiane,
—   de galanga mineur,
—   d'iris de Florence,   } de chaque 6 parties.
—   de rhubarbe indigène,
—   de gingembre,
—   de valériane,
Ognons de scille,
Semences d'amome ou maniguette,   **4 parties.**
—   de fenouil,
—   de coriandre,   } de chaque 5 parties.
—   d'anis,
Feuilles et sommités fleuries,
—   d'absinthe,
—   de menthe poivrée,   } de chaque 4 parties.
—   de romarin,
—   de scordium,
Fleurs de roses rouges,
Sulfate de fer,   **6 parties.**
Galbanum,
Myrrhe,
Oliban ou encens en larmes,   } de chaque 2 parties.
Girofle,
Camphre,
Térébenthine fine,   **8 parties.**
Extrait de genièvre,   **12 —**
Extrait de pavot blanc indigène,   **20 —**
Miel blanc, deux fois le total de la poudre.
Vin rouge de bonne qualité, suffisante quantité pour
    donner à l'électuaire la consistance requise.

    Toutes ces substances doivent être choisies de très bonne qualité ; on les nettoie, on les monde de tous corps étrangers, on les réunit, on les mêle et on les pile ensemble, non compris la térébenthine, l'extrait de genièvre, l'opium et le miel. La poudre étant passée au tamis de soie, on fait liquéfier le miel dans une bassine ; on ajoute successivement l'extrait de genièvre, l'extrait de pavot, le camphre et la térébenthine, ensuite la poudre par petites portions ; on remue fortement le mélange avec un pilon de bois, jusqu'à ce que la poudre soit exactement combinée avec le miel ; alors on verse du vin en suffisante quantité pour donner à l'électuaire la consistance convenable. On doit renfermer la thériaque dans un vase de faïence ou de terre, pour la laisser fermenter ; la combinaison se perfectionne, et elle acquiert, en vieillissant, des qualités supérieures.

La thériaque ainsi préparée convient parfaitement au tempérament du cheval et des autres animaux domestiques : c'est un excellent tonique, stomachique chaud, fortifiant, excitant, légèrement sudorifique, incisif et calmant. On l'emploie aussi contre les épizooties de toutes sortes, les piqûres des animaux venimeux, pour faciliter l'évacuation de la gourme, (mucus blanc, floconneux, qui s'écoule par les naseaux des jeunes chevaux), pour arrêter le flux dyssentérique, calmer la toux violente et tuer les vers.

La dose pour le cheval est de 30 à 60 grammes, et de 125 grammes pour le bœuf. On l'administre en bol ou opiat, souvent en breuvage, délayée dans une infusion ou dans le vin : on l'applique également en cataplasme confortatif.

6° Diète sinon absolue, du moins régime très adoucissant.

EAUX AUX JAMBES.

Sous ce nom vulgaire, on désigne une inflammation aiguë des *bulbes* ou racines des poils, avec une altération particulière du produit de la sécrétion des follicules auxquels ils tiennent, qui a son siége au pied et à la partie inférieure de la jambe, chez le cheval, l'âne et le mulet. Cette maladie dégoûtante s'annonce par l'hérissement des poils, produit un engorgement rougeâtre des parties lésées, et donne lieu au suintement très abondant d'une humeur d'abord séreuse et limpide, puis âcre, fétide, grise ou verdâtre, à travers les pores de la peau. La cause la plus ordinaire de cette affection est l'humidité, le défaut de pansement et la malpropreté des écuries ; quelquefois elle tient à la constitution de l'animal. Elle se manifeste plus souvent aux pieds de derrière qu'à ceux de devant, commence par les paturons, monte peu à peu jusqu'aux bou-

lets, gagne insensiblement les canons (os uni-
ques situés immédiatement au dessous du genou ou du jarret et au dessus du paturon), et
devient presque toujours chronique.

Contre les eaux aux jambes :

Même traitement que celui des crevasses
indiqué page 79, auquel cependant il sera
avantageux d'ajouter les lotions et les frictions
sulfureuses (n°s 1 et 2, page 83).

ÉCART.

Lésion de la région supérieure du membre
thorachique (ainsi appelé, parce qu'il est ar-
ticulé avec la partie latérale et supérieure de
la poitrine), qui s'accompagne de claudication
quelquefois légère, d'autres fois persistante, et
qui consiste dans la distension forcée de l'articulation scapulo-humérale ou des muscles
extenseurs de l'avant-bras. Si l'entorse produite est légère, l'écart reçoit le nom de *faux
écart* ou *d'écart d'épaule* ; si au contraire elle
est portée au plus haut degré, c'est-à-dire, si
les faisceaux fibreux sont dilacérés et ruptu-
rés, celui *d'entr'ouverture de l'omoplate* (os
de l'épaule plat et large). Les glissades, les
chutes, les coups, l'écartement accidentel des

jambes pendant la marche, le choc de la pointe du bras contre une porte ou un arbre, les efforts violents sont les causes les plus communes de cet accident.

Contre l'écart :

1° Saignée ordinaire ou locale au moyen d'une forte application de sangsues ou de ventouses scarifiées sur la partie lésée ;

2° Cataplasme souvent renouvelé de farines émollientes cuites en consistance convenable dans suffisante quantité de lait ou d'eau de mauve, et arrosées de baume tranquille ou d'huile camphrée ; ou bien fomentations fréquentes préparées avec :

Savon médicinal,	45 gram.
Eau-de-vie,	1 litre 1/2.
Essence de lavande,	30 gram.

Mêlez exactement.

3° Employer la charge avec le goudron dont la recette et le mode d'administration se trouvent page 44, sous le n° 5, ou bien la suivante faite avec :

Térébenthine,	185 gram.
Huile de laurier épaisse,	90 —
Huile volatile de lavande,	90 —

Mêlez, et employez-la comme la précédente.

Nota. — Ces deux charges résolutives, fortifiantes,

s'emploient aussi communément contre les efforts, foulures, entorses, meurtrissures, faiblesses de nerfs, d'articulations et de reins.

4° Au besoin pratiquer un séton, ou appliquer le feu immédiat.

5° Repos absolu.

ENGRAVÉE.

Maladie du pied des bœufs, des moutons et des chèvres, qui consiste dans une irritation plus ou moins vive de ses tissus vivants produite par des graviers ou autres corps étrangers qui s'enchâssent dans l'ongle et y restent fixés. Elle s'annonce par une légère boiterie, de la douleur et de la chaleur dans le pied affecté.

Contre l'engravée :

1° Dans le principe, cataplasme adoucissant souvent renouvelé sur la partie ;

2° Extraction des corps étrangers, et chaque jour deux fois pansement avec l'alcool vulnéraire ou l'onguent égyptiac ;

3° Ne point laisser marcher l'animal.

ENTÉRITE.

Inflammation de la membrane muqueuse qui tapisse le canal intestinal. Elle est une des maladies les plus graves et les plus fréquentes. Ses causes principales sont l'action directe de substances âcres ou vénéneuses introduites dans les voies alimentaires, l'amas des matières fécales dans les intestins, ou l'usage d'aliments de mauvaise qualité. L'entérite a deux périodes : l'état aigu ou inflammatoire, et l'état chronique. Le premier se signale par une tuméfaction partielle ou générale, avec douleur constante, augmentant à la pression, dans un point du bas-ventre et particulièrement vers l'ombilic ; la soif est ardente, le pouls dur et plein, les urines foncées, les excrétions par l'anus fréquentes, tantôt séreuses, tantôt sanguinolentes. Le second ou l'état chronique s'annonce par la tristesse, le dégoût ou l'absence d'appétit ; le pouls est petit, fréquent, concentré ; rarement l'animal se couche, souvent il regarde son ventre, qui éprouve, vers l'endroit correspondant à la portion d'intestin malade, une certaine douleur que la pression et la percussion augmentent. Parfois l'abdomen s'affaisse, ou se gonfle, et les excréments rendus sont recouverts d'un enduit glaireux.

Pour l'entérite aiguë :

1° Saignée réitérée plusieurs fois selon l'âge et la force de l'animal, et l'intensité des symptômes ;

2° Boisson à peine tiède, avec le riz ou la racine sèche de guimauve additionnée de miel ou de quelque peu de sel de nitre, et une ou deux fois par jour de teinture d'opium alcoolique (15 à 60 grammes pour le cheval et le bœuf, d'après leur état morbide) ;

3° Application réitérée sur les reins de cataplasmes chauds émollients, et sur le ventre d'un large vésicatoire (on le fixe au moyen de deux bandelettes agglutinatives qui se croisent à angle droit sur le milieu de l'emplâtre, tandis que les extrémités s'appliquent sur la peau voisine qu'on a eu soin de raser, dans une étendue de cinq à six pouces) ;

4° Emploi du lavement anodin préparé d'après la formule, qui est page 60, n° 4 ;

5° Si le cas l'exige, établir un séton à la région des reins ;

6° Diète complète, et promenade dans tout le cours du traitement.

Pour l'entérite chronique :

1º Faire prendre la poudre béchique inci-sive selon la prescription formulée, p. 47, nº 2;

Ou bien :

Pr. : Poudre de cannelle, 60 gram.
Poudre de racine d'aunée, 60 —
Poudre de racine de gentiane, 60 —
Miel ou mélasse, suffisante quantité
pour former un électuaire.

Mêlez et donnez en deux doses, dans la ma-tinée ; réitérez le lendemain ;

2º Un ou deux lavements par jour avec :

Espèces astringentes, 185 gram.
Son de froment, 2 poignées,
Eau ordinaire, 2 litres.

Faites bouillir pendant un quart d'heure, passez la décoction et administrez tiède ;

3º Régime : boisson blanche, alimentation rendue peu à peu plus substantielle, prome-nade modérée.

ENTORSE.

L'entorse, vulgairement *foulure,* est l'ex-tension subite et violente des parties molles et des ligaments qui environnent une jointure, sans qu'il y ait déplacement sensible des parties osseuses. Cet accident survient fréquemment au boulet des chevaux qui choppent contre un corps dur, qui glissent ou qui tombent. La boiterie est forte et le jeu de l'articulation très douloureux.

Contre l'entorse :

1° Enduire aussitôt la jointure affectée de beurre frais ou de saindoux, et y pratiquer de haut en bas avec le pouce de fortes frictions. Puis, cette opération étant terminée, plonger le pied de l'animal dans un seau d'eau très froide et salée, et l'y maintenir pendant cinq à six heures, ayant soin de renouveler le liquide dès qu'il s'échauffe; entourer ensuite la couronne et le boulet avec des linges pliés en plusieurs doubles et tenus constamment humides avec de l'eau salée ou aiguisée de vinaigre, ou d'eau-de-vie, ou mieux encore, avec la mixture suivante :

Pr. : Extrait de saturne,   500 gram.
      Eau-de-vie camphrée,   500 —

Mêlez.

2° Si malgré ces moyens, l'entorse devient à l'état de fluxion inflammatoire, pratiquer, dans ce cas, des saignées locales (sangsues ou scarifications) autour du boulet, et entretenir l'écoulement du sang à l'aide de compresses trempées dans l'eau très chaude; puis, si la douleur est forte, recouvrir la partie lésée de cataplasmes émollients, précédés toutes les fois d'une onction d'onguent populéum. Plus tard, quand la douleur et l'inflammation ont sensiblement diminuées, recourir aux liniments résolutifs composés ainsi qu'il suit :

N° 1.

Pr.: Sel ammoniac,   30 gram.
    Savon médicinal,   30 —
    Alcool camphré,   1 litre 1/2.

Dissolvez. 2 ou 3 applications par jour.

N° 2.

Pr. : Baume de Fioraventi,   125 gram.
    Huile de camomille camphrée, 125 —
    Alcool de mélisse,   64 —

Mêlez. Même usage que ci-dessus.

3° Si l'entorse abcéde, se hâter de donner issue au pus, et dégorger le foyer purulent au moyen de lotions émollientes ou de cataplasmes de graine de lin. Puis, le dégorgement opéré, appliquer sur les ulcères des topiques faits de sommités cuites de lavande et d'hyssope, que l'on arrose avec suffisante quantité de vin aromatique ou d'alcool affaibli ;

4° Repos parfait pendant la durée de l'affection.

ÉPARVIN.

On appelle ainsi, *dans le cheval*, tantôt une tumeur osseuse, froide et dure, grosse comme une noix, qui s'engendre au dessous du jarret, et en dedans sur les os de la jointure (*éparvin calleux* ou *osseux*), tantôt une flexion convulsive et précipitée du membre, au moment où il entre en action pour se mouvoir, sans qu'on aperçoive aucune grosseur (*éparvin sec*), et qui fait dire que l'animal *harpe* ou *trousse* ; ce mal vient surtout aux jeunes chevaux, ou par nature, ou par trop de fatigue ; *dans le bœuf*, une tumeur qui occupe presque toute la partie latérale interne du jarret, et qui, d'abord molle, durcit avec le temps et devient comme plâtreuse.

Contre l'éparvin :

Cette exostose, de même nature que la *courbe*, exige le même traitement (*v.* ce mot).

ÉPISTAXIS.

On nomme ainsi l'hémorrhagie qui se fait à la surface de la membrane pituitaire des fosses nasales par la rupture de quelques-uns de ses vaisseaux ou par exsudation. De tous les animaux domestiques, le cheval est celui qui en est le plus souvent affecté ; le bœuf et le mouton y sont rarement exposés. Cet écoulement sanguin reconnaît pour causes principales l'habitation dans un pays chaud, l'exposition prolongée de la tête à une trop grande chaleur, l'introduction de corps étrangers irritants dans les narines, les coups reçus ou les chutes sur le nez.

Contre l'épistaxis :

1° Maintenir la tête élevée, appliquer sur elle des compresses imbibées d'eau froide ou glacée ;

2° Ventouses scarifiées au garrot et aux flancs ; ou bien, ligature des quatre membres au dessus des genoux ou des jarrets ;

3° Faire dans les narines des injections abondantes et répétées avec l'eau alumineuse (d'alun) ; ou bien, pour le même usage :

Pr.: Acide sulfurique affaibli, 20 gram.
Vinaigre distillé, 1 litre.

Mêlez.

Ce liquide peut être remplacé par :

Extrait de saturne, 30 gram.
Eau-de-vie, 125 —
Eau commune, 1 litre.

Mêlez et agitez chaque fois.

4° Pr.: Chaux vive, 8 gram.
   Sulfate de fer, 10 —
   Noix de galle, 20 —

Pulvérisez et mêlez soigneusement.

Roulez dans cette poudre un tampon allongé et préalablement trempé dans l'encre, et introduisez-le dans celle des cavités nasales d'où provient le sang ;

5° Frictions irritantes sur les membres avec le liniment suivant :

Pr.: Savon vert, 125 gram.
  Huile de térébenthine, 60 —
  Teinture de cantharides, 30 —

Mêlez parfaitement et ayez soin d'agiter chaque fois.

ÉPONGE.

On donne ce nom à une tumeur molle, circonscrite, mobile par sa base, avec ou sans douleur, produite à la tête du coude du cheval, par suite du frottement prolongé des éponges ou extrémités des branches du fer. La cause de cette loupe, dont le volume varie depuis la grosseur d'une noix jusqu'à celui des deux points et plus, est l'habitude qu'a l'animal de se coucher en fléchissant ses membres antérieurs au genou.

Contre l'éponge :

1° Lorsque le cheval contracte l'habitude de *se coucher en vache*, c'est-à-dire de se tenir couché sur les coudes, appliquer dans ce cas un fer à branches tronquées, et ne parer que peu les talons, les laisser même un peu excéder, de manière à ce qu'ils soient au niveau de la branche ; ou bien, en cas d'insuffisance de ce moyen, placer, quand l'animal est à l'écurie, un bourrelet assez volumineux, bien dur et bien ficelé, au dessus du genou ;

2° La loupe une fois formée, application de topiques émollients sur la partie tuméfiée ;

3° Onctions avec la pommade mercurielle iodurée, ou frictions avec l'onguent résolutif fondant (les recettes et le mode d'emploi de ces remèdes se trouvent indiqués plus haut sous le n° 2, page 49) ;

4° Ablation de la loupe, si elle est restée stationnaire, et surtout si elle est dure et ancienne ; ensuite pansement de la plaie à l'aide de compresses trempées dans la teinture d'aloès camphrée.

FARCIN.

Inflammation, ordinairement chronique, des glandes et des vaisseaux blancs (organes où est contenue la lymphe, liquide clair, un peu gluant, et d'une saveur franchement salée, qui, dans le corps, produit la plupart des humeurs excrémentielles). Cette redoutable affection, transmissible par contagion du cheval au cheval et même de ce dernier à l'homme, reconnaît pour causes spontanées la mauvaise nourriture, le travail immodéré, l'insalubrité des écuries, l'entassement des animaux, le déplacement subit d'une matière purulente retenue dans l'économie, un air vicié, etc. Le farcin se montre principalement au dehors sur le trajet des vaisseaux lymphatiques, tantôt sous forme de boutons ronds et circonscrits, ou plus ou moins allongés, quelquefois même aplatis (tumeurs farcineuses); tantôt sous forme de cordes ou *chapelets,* c'est-à-dire de tumeurs plus allongées, qui présentent parfois des étranglements d'espace en espace; tantôt enfin sous forme d'engorgements plus ou moins étendus, ou d'ulcères calleux, à bords renversés.

Contre le farcin :

1° Pr.: Assa-fœtida,   125 gram.
Proto-chlorure de mercure,   30   —
Poudre de galanga,   30   —
Onguent napolitain,   60   —

Mêlez très intimement ces substances dans

un mortier, pour en former une masse que vous diviserez en six bols. Roulez dans la poudre de réglisse. Donnez au cheval un bol tous les deux jours, le matin à jeun ;

2º P.: Baies de genièvre grillées,
    Ecorce de cannelle,   } de chaq. 10 parties.
    Racine d'aunée,
      — de réglisse,
      — de guimauve,   } de chaque 6 parties.
      — de galanga,
    Résine en poudre,
    Terre foliée végétale,
    Nitrate de potasse,   } de chaque 4 parties.
    Crème de tartre,
    Soufre sublimé,
    Camphre,   1/2 —
    Oxyde brun de fer,   15 —

Après avoir mêlé ensemble toutes ces substances, réduisez-les en poudre que vous passerez au tamis. Administrez le matin à la dose de 30 grammes dans du son, de l'avoine ou du miel, et autant le soir durant la maladie ;

3º Frictions résolutives sur les boutons et les engorgements farcineux avec l'onguent prescrit plus haut, page 49, nº 2 ;

Ou bien :

Pr.: Iodure de potassium,   4 gram.
    Proto-iodure de mercure,   4 —
    Hydrochlorate de morphine, 8 décigram.
    Axonge,   60 gram.

Broyez d'abord les trois sels et ajoutez la graisse. Comme ci-dessus, même emploi ;

4° Cautériser les ulcères farcineux avec le nitrate acide de mercure, ou bien :

Pr. : Cinabre porphyrisé,   30 gram.
Sang-dragon,   30 —
Arsenic blanc porphyrisé,   8 —

Mêlez exactement pour former une seule poudre. En mettant quantité suffisante de cette poudre dans un peu d'eau, vous obtenez une pâte liquide dont vous recouvrez l'ulcère à l'aide d'un petit pinceau. Continuez ce pansement pendant huit ou dix jours, au bout desquels tombera l'escarre formée par le caustique et laissera à nu une plaie simple, que vous fomenterez avec la teinture d'aloès camphrée ;

5° Régime : nourriture saine et fortifiante.

Nota. — Lorsque le traitement interne du farcin est assez avancé, c'est-à-dire lorsqu'il a donné à la circulation rouge la force tonique qu'elle doit reconquérir, alors seulement il convient d'avoir recours aux frictions irritantes ou aux caustiques ci-dessus prescrits. Néanmoins, ainsi que l'a dit un artiste expérimenté, le praticien qui est jaloux de sa réputation et qui entend ménager les intérêts d'autrui ne doit jamais entreprendre imprudemment la cure du farcin, mieux vaut, dans la majorité des cas, laisser périr ou sacrifier l'animal atteint de cette grave affection.

5.

FIC.

Petite tumeur ou excroissance charnue, à pédoncule étroit, et à sommet granuleux et renflé, souvent rougeâtre et molle, quelquefois dure et comme squirrheuse, qui se développe et pend en manière de *figue* aux parties naturelles, au fondement, aux lèvres, etc. Cette affection attaque presque exclusivement l'âne et le mulet, et prend parfois sur ces animaux beaucoup d'extension :

Contre le fic :

1° Pr.: Deuto-chlorure de mercure,   4 gram.
      Camphre,   8 —
      Alcool,   60 —

Mêlez et une fois par jour toucher les fics à l'aide d'un pinceau de linge trempé dans cette liqueur ;

2° Suivant les cas, extirper les fics avec des ciseaux, ou les étrangler à leur base avec des ligatures dont on augmente chaque jour la compression, ou enfin les brûler par le feu, puis, matin et soir, panser les plaies avec l'onguent égyptiac, ou la teinture d'aloès.

FISTULE.

On appelle ainsi un ulcère en forme de canal étroit plus ou moins long, profond et sinueux, dont la suppuration est entretenue par un vice local, ou la carie d'un os, ou par la présence d'un corps étranger. Ce nom lui vient sans doute du mot latin *fistula,* en français flûte, parce que son ouverture et sa cavité ressemblent en quelque façon à celles de cet instrument.

Cette lésion, qui se remarque plus habituellement le long des os et des tendons, à la nuque, à la ganache, au garrot, aux mamelles, au dessus du sabot, a pour causes ordinaires les blessures, les plaies, les contusions faites aux parois des résorvoirs ou des conduits dans lesquels se trouvent les liquides excrétoires ; l'engorgement, l'inflammation, l'ulcération des parois de ces mêmes organes, leur compression par le développement de quelque tumeur à leur voisinage, ou leur perforation par le pus d'abcès des parties environnantes.

Contre la fistule :

Son traitement subit les modifications qui suivent selon les circonstances.

Ainsi :

1° Si la fistule succède à un abcès froid ou à un dépôt tardivement ouverts, il est bon, le siége du mal le permettant, de rapprocher et de mettre en contact les surfaces de la solution de continuité par une compression modérée ;

2° Quand le décollement de la peau est considérable, on fait successivement, s'il en est besoin, dans le trajet fistuleux les injections suivantes ainsi formulées.

N° 1.

Pr. : Suie tamisée,   250 gram.
      Eau,   1 litre.

F. bouillir pendant une demi-heure, passez.

N° 2.

Pr. : Chlorure de soude saturé,   30 gram.
      Eau,   500 —

Mêlez.

N° 3.

Pr. : Nitrate argentique,   2 gram.
      Eau distillée,   90 —

Dissolvez et faites une injection par jour.

Ou bien, on pratique la résection de la peau décollée, et ensuite on panse la plaie avec la charpie sèche jusqu'à ce que des bourgeons charnus se soient développés ;

3° Si l'ulcère est entretenu par des corps

étrangers, ou par quelques fragments d'os né-
crosés, il faut nécessairement les extraire,
puis après essayer les pansements avec la
charpie imbibée d'huiles essentielles de térébenthine, de myrrhe, d'aloès. S'ils sont inefficaces, on cautérise alors avec le cautère actuel
(fer rouge) les parties cariées ou nécrosées ;

4° Si la fistule est due à la situation déclive
du foyer purulent, il faut pratiquer des con-
tre-ouvertures pour procurer un libre écoulement au pus, et, si le cas l'exige, passer
dans le trajet fistuleux une mèche, un séton,
afin d'irriter les surfaces et de provoquer une
inflammation adhésive ;

5° Régime confortable et boisson salée.

Nota. — Il est bon de savoir que les marchands ca-
chent adroitement cette affection, en fermant l'ouverture de la fistule avec du coton, et la recouvrant par
quelque pièce du harnais.

FLUXION PÉRIODIQUE.

Maladie particulière au cheval, à l'âne et au
mulet, consistant en une inflammation avec
enflure du globe de l'œil qui se présente à des
intervalles plus ou moins longs et plus ou
moins réguliers. Plusieurs causes prédispo-
sent à cette fréquente et grave affection, quelques autres l'occasionnent. Au nombre des

premières se rangent particulièrement l'hérédité, le séjour dans les lieux bas, humides, marécageux, la dentition, l'usage habituel d'aliments secs et durs, avariés, rouillés et fermentés, les écarts de régime, une constitution lymphatique. Parmi les secondes, on cite les changements d'air et de climat, l'action de vapeurs et de gaz irritants sur l'œil, les écuries insalubres où le fumier séjourne longtemps.

Sous l'influence de l'ophthalmie périodique, les humeurs aqueuses de l'œil s'obscurcissent et prennent une couleur de feuille morte, de petits flocons de lymphe nagent au milieu d'elles, la cornée offre une teinte terne, la vision est sensiblement troublée.

Contre la fluxion périodique :

1° Saignée de la jugulaire ou des veines temporales au début, sangsues ou, à leur défaut, ventouses scarifiées appliquées sur les parties voisines des orbites, de plus séton au sommet de la tête, entre les deux oreilles;

2° Purger avec :

Rhubarbe pulvérisée,	30 gram.
Séné pulvérisé,	30 —
Tartre stibié,	2 —
Sulfate de magnésie,	185 —

Mêlez ces quatre substances dans un litre d'eau tiède, remuez et faites prendre.

3° Pr.: Savon blanc de bonne qualité, 60 gram.
       Sel marin ou de cuisine, 60 —
       Vin blanc, 1 litre 1/2.
       Eau commune, —

Dissolvez le sel et le savon dans les deux liquides, et administrez en deux fois dans la journée, comme diurétique fondant; réitérez.

4° Pr.: Infusion de fleurs de mauve
       et de sureau, 500 gram.
       Muriate d'ammoniaque, 8 —

Mêlez et appliquez sur les yeux des compresses imbibées de ce collyre étant tiède. Renouvelez souvent.

Ou bien :

Pr. : Eau distillée de plantain, 125 gram.
       Tuthie porphyrisée, 30 centigr.
       Couperose blanche en poudre, 60 —

Mêlez le tout dans une fiole, et tous les jours, mettez-en trois fois dans les yeux, ayant attention d'agiter auparavant.

Ou bien encore :

Pr.: Cérat opiacé ou belladoné, 30 gram.
       Onguent de Naples, 8 —
       Sel de saturne, 4 —
       Camphre, 3 décigr.

Mêlez et faites une pommade selon l'art. Prenez-en chaque fois gros comme une noix pour faire des onctions autour de l'orbite cinq ou six fois le jour.

5° Nourriture : son mouillé, foin de bonne qualité, paille de froment; boisson : tisane d'orge. L'abstinence d'avoine est de rigueur.

Nota. — Tout cheval qui, eu égard à sa race, a les yeux plus petits qu'il ne devrait les avoir, un œil plus petit que l'autre, ou la vue grasse et trouble, doit être suspect. Tous les yeux petits, dont la paupière est épaisse, et qui ne sont pas d'un beau vert clair, sont presque toujours douteux; et, pour peu que les yeux des poulains soient bleuâtres, même sans les défauts ci-dessus, ceux-ci deviennent communément aveugles vers l'âge de quatre à cinq ans, tandis que les yeux verts sont rarement attaqués. Enfin, lorsque l'os de la pommette n'est pas très saillant, tranchant, maigre et bien détaché, qu'il est au contraire plat ou légèrement arrondi, c'est un indice presque certain de mauvais yeux.

FONGOSITÉ.

Végétation d'apparence charnue, mollasse, spongieuse, en forme de champignons, qui se développe souvent à la surface des plaies indolentes et anciennes ou des ulcères de mauvais caractère.

Contre les fongosités :

1° Chaque jour appliquer sur ces excroissances des gâteaux de charpie légèrement recouverts du mélange cathérétique dont suit la formule :

Pr. : Onguent basilicum, 10 parties.
Oxyde rouge de mercure, 1

Réduisez l'oxyde de mercure en poudre très fine, et mêlez exactement avec l'onguent.

Ou bien les toucher avec le liquide caustique prescrit page 56, n° 4, ou le suivant composé de :

Eau de chaux,	500 gram.
Sublimé corrosif,	4 —

Dissolvez le sel dans un mortier de verre et appliquez la liqueur à l'aide de compresses. (Agiter chaque fois).

2° Exciser, s'il en est besoin, les fongus, et ensuite poudrer la chair vive avec de l'alun calciné.

FORME.

Tumeur osseuse, sensible, qui se développe à la couronne, au dessus du biseau du sabot, chez le cheval, l'âne ou le mulet. Ce mal est causé par un excès de travail, par une piqûre ou un coup reçu en cet endroit.

Contre la forme :

La saignée exceptée, même traitement que celui de la *courbe*, indiqué plus haut, p. 74.

FOURBURE JAMBIÈRE.

Irritation inflammatoire du sang et des muscles des jambes du cheval, qui le plus ordinairement lui vient ou d'avoir trop travaillé, ou d'avoir bu trop tôt après s'être échauffé, ou même quelquefois après un repos trop prolongé. Ses principaux symptômes sont une sorte d'accablement, de la pesanteur de tête, la roideur des membres inférieurs, la difficulté de les mouvoir, la perte de l'appétit, la chaleur de la peau, la fréquence du pouls, le larmoiement.

Contre la fourbure des jambes :

1° Dès son apparition, mettre le cheval dans l'eau froide jusqu'au dessus du genou, lui ouvrir pendant ce temps la veine du cou, et lui faire avaler un litre de vin blanc, avec 30 grammes d'assa-fœtida en poudre bien incorporé. Réitérer la saignée, si le cas l'exige, et continuer les bains froids ;

2° Boisson tiède avec la guimauve et la réglisse additionnée ou de miel, ou de nitre, ou de gomme arabique ;

3° Usage du lavement suivant :

Pr.: Feuilles de mauve,   2 poignées.
      —   de guimauve,   2   —
      —   de pariétaire,   2   —
      —   de mercuriale annuelle,   2   —
Sulfate de potasse,   60 gram.
Beurre frais,   30   —
Eau commune,   3 litres.

Faites la décoction des espèces dans la quantité d'eau prescrite ; passez ; ajoutez le sel et le beurre pour être dissous, et administrez tiède : réitérez ;

4° Employer la charge avec le goudron (en voir la recette à la page 44, n° 5), ou bien la suivante ainsi formulée :

Pr.: Térébenthine épaisse,   250 gram.
      Alcool camphré,   60   —
      Ammoniaque liquide à 22 degrés,   60   —

Mêlez exactement, pour être appliquée comme la précédente ;

5° Diète et exercice très modéré.

FOURBURE PLANTAIRE.

On appelle ainsi l'inflammation générale du tissu réticulaire ou de la chair du pied. Elle accompagne souvent l'affection précédente, lorsque celle-ci est le résultat de travaux forcés. La fourbure des pieds est communément déterminée par les mauvaises ferrures, les marches longues et pénibles, le travail excessif et outré, longtemps continué, et quelquefois aussi par l'usage d'une trop forte ration d'avoine, d'orge ou de seigle. On reconnaît cette grave maladie à la difficulté qu'éprouvent les animaux à marcher sur le pavé ou sur un sol très dur. La colonne vertébrale est roide et voussée; le pied ou les pieds fourbus sont chauds et douloureux à la percussion. La couronne est tuméfiée et très sensible. Si les pieds antérieurs sont affectés, l'animal place les postérieurs sous lui pour leur faire soutenir le poids du corps, et porte les autres en avant; si ce sont les pieds postérieurs, il place sous lui les extrémités antérieures; en sorte que, dans l'un et l'autre cas, son attitude est un des plus sûrs indices du mal.

Contre la fourbure des pieds :

1° Au début, déferrer le cheval, ou bien donner beaucoup d'ajusture au fer et l'attacher avec quelques clous seulement; faire une forte saignée, asperger les pieds avec de l'eau salée très froide pendant plusieurs heures, ou bien faire prendre trois ou quatre fois par jour un bain de pieds dans une eau courante et froide. Surtout, si cela se peut, promener le cheval au pas dans une terre fraîchement labourée ou sur une prairie humide ;

2° Entourer le pied du cheval et les ongles du bœuf, du mouton et du porc, d'un cataplasme composé parties égales de :

> Terre glaise,
> Suie de cheminée,
> Bouse de vache.

Délayez ces substances dans suffisante quantité de vinaigre tenant en solution une ou deux cuillerées de sulfate de fer ;

3° Même lavement que dans l'affection précédente ;

4° Parer les pieds malades, s'ils sont trop hauts, sans pourtant trop amincir la corne de la sole, et donner quelques coups de bistouri sur la couronne, si elle est enflée, afin d'en faire sortir les eaux rousses, puis panser ces incisions avec l'onguent d'oxyde de cuivre indiqué page 79, n° 2, déterminer en même temps une inflammation dérivative aux genoux ou aux jarrets, selon les pieds affectés, en frictionnant fortement ces parties avec de l'huile essentielle de lavande ou même avec l'essence de térébenthine ;

5° Régime : son arrosé d'eau chaude, paille

de froment, eau blanchie. Le foin et l'avoine sont contraires.

Nota. — Le cheval qui a le tempérament sanguin ou les sabots durs et étroits, est plus disposé à contracter la fourbure

FOURCHET.

Inflammation du canal interdigité du mouton, espèce de cavité dont l'ouverture est située près de la division antérieure des phalanges des doigts, et qui est tapissée d'une membrane folliculeuse ou sécrétante. Le fourchet résulte de l'accumulation d'une humeur grasse, onctueuse, à peu près de la consistance du suif, ou de l'introduction accidentelle d'un corps étranger dans le canal ; il peut dans certains cas dégénérer en abcès ou en ulcère, causer la chute du sabot, le dépérissement et la mort. La douleur, la chaleur des parties malades, l'engorgement de la partie inférieure du membre et le suintement d'une sérosité quelquefois fétide, sont les principaux caractères de cette affection.

Contre le fourchet :

1° Dès le début, c'est-à-dire lorsque le mouton boite, devient traînard , explorer le canal ; et s'il existe dans ce réservoir quelques corps étrangers, tels que la boue, la terre, les graviers, etc., en faire aussitôt l'extraction ; puis laver souvent cette partie et tout le pied avec un linge imbibé d'eau de mauve tiède, additionnée parfois de quelque peu d'extrait de saturne ;

2° Enduire, soir et matin, la partie malade avec la pommade composée ainsi qu'il suit :

Pr. : Mercure précipité blanc,	2 parties.
Acétate de plomb,	2 —
Oxyde de zinc sublimé,	3 —
Alun calciné,	3 —
Camphre en poudre,	1 —
Onguent populéum,	30 —

Mêlez très exactement.

3° Si le mal ne cède pas à ce traitement, pratiquer alors *l'opération du fourchet,* qui consiste à introduire la pointe d'un instrument tranchant dans le canal, à le fendre supérieurement, ainsi que la peau ; à séparer le canal du tissu cellulaire qui l'environne, et à l'extraire en entier. Envelopper ensuite le pied d'un linge et de filasse appliquée sur la plaie, qui se cicatrise en quelques jours.

Nota.—Le fourchet faisant des progrès, il faut, comme les propriétaires économes, vendre aux bouchers les moutons qui en sont atteints : quand on ne prend pas ce parti dès le commencement du mal, et plus on attend, plus ces animaux maigrissent, plus leur viande est dure et coriace, sans pourtant être dangereuse.

FURONCLE.

Tumeur circonscrite, dure et douloureuse, offrant au centre une saillie pointue qui lui a fait donner le nom vulgaire de *clou*. Elle est due à l'inflammation de quelques-uns des prolongements du tissu cellulaire qui pénètrent dans les mailles du derme avec les vaisseaux et les nerfs. C'est, par conséquent, une inflammation simultanée du tissu sous-cutané et de la peau limitée à un très petit espace. Le furoncle prend le nom de *javart cutané* quand il existe à la partie inférieure des membres, et celui *d'anthrax bénin* quand plusieurs paquets du tissu cellulaire sont atteints. Abandonné à lui-même, il se termine par un mode particulier de suppuration, donnant naissance à une espèce de corps étranger qu'on appelle *bourbillon*.

Contre le furoncle :

1° Dès le début, pratiquer une incision soit simple, soit cruciale de la tumeur ;

2° Si ce moyen abortif a été négligé, appliquer des cataplasmes émollients ou faire des fomentations de même nature sur la partie ;

3° Lorsque le furoncle est déjà avancé, fa-

voriser la suppuration par l'application de topiques de farine de lin auxquels on ajoute de
l'onguent de la mère, de l'oseille, ou des oi-
gnons de lis cuits sous la cendre et pilés ;

4° Dès que la suppuration commence,
presser la tumeur avec les doigts, de manière
à chasser le bourbillon, ou bien inciser avec
le bistouri, et donner issue à ce corps. Panser
ensuite la plaie avec la teinture d'aloès camphrée.

GALE.

Maladie vésiculeuse de la peau, se déve-
loppant indistinctement sur tous les animaux
domestiques, par contagion, ou peut-être
spontanément, par la négligence des moyens
de propreté. Cette affection consiste dans l'é-
ruption, sur une partie plus ou moins étendue des téguments, de petites vésicules rougeâtres, transparentes à leur sommet, conte-
nant une sérosité d'abord limpide, puis purulente, et déterminant une démangeaison
insupportable qui porte les animaux à se gratter et à se frotter ; bientôt ces vésicules, qui
sont uniquement produites et entretenues par
la présence d'un insecte microscopique appelé *acarus*, se multiplient, se crèvent, l'épiderme se détache, les poils tombent, et des

plaques rouges, croûteuses, qus les animaux irritent en se frottant, caractérisent la maladie.

La malpropreté, l'usage d'aliments avariés, la contagion, telles sont les trois principales causes de cette affection. La dernière, la plus commune, sans contredit, a lieu par un virus fixe que l'acare transporte ordinairement en se déplaçant du sillon qu'il a creusé sous l'épiderme pour aller en tracer un autre au fond duquel il se tient blotti. Dans le cheval, la gale attaque plus spécialement le cou, la queue et la face interne des membres. Dans le mouton, c'est sur la croupe et sur le dos qu'elle débute. De ces régions elle peut se répandre sur tout le corps, devenir très rebelle et incurable.

Contre la gale du cheval et du gros bétail :

1° Boisson blanche avec addition de sel de nitre ;

2° Chaque jour, au repas du matin, donner à l'animal malade 30 grammes de crocus en poudre (safran des métaux) mêlé dans le son mouillé ;

3° Faire prendre à l'intérieur les bols diurétiques fondants selon la prescription formulée, page 80, n° 4 ;

4° Frotter vigoureusement une ou deux fois par jour toutes les parties galeuses avec l'une ou l'autre des préparations suivantes :

Pr. : Mercure cru,   6 parties.
      Soufre sublimé,   6   —
      Cantharides en poudre,   2   —
      Axonge de porc,   30   —

Éteignez le mercure avec une petite portion d'axonge et de soufre ; faites chauffer les cantharides dans une partie de la graisse ; mêlez ensuite successivement le restant du soufre, de l'axonge et le mercure éteint, pour former une pommade.

Ou bien :

Pr. : Huile d'olives,   2 décilitres.
      Huile de lin,   1   —
      Essence de térébenthine,   1   —
      Teinture de cantharides,   2   —

Faites un mélange exact.

Nota. — Avant d'appliquer ces divers topiques, il faut couper les poils ou les crins et nettoyer la peau avec de l'eau de mauve, ou de lessive, ou du savon noir, et l'assouplir avec une friction de graisse récente.

Contre la gale du mouton et du petit bétail :

1° Sel commun dans le son à manger, ou poudre tonique prescrite, page 55, n° 2 ;

2° Pr.: Saindoux,   30 parties.
        Cantharides en poudre,   1   —
        Onguent mercuriel double,   5   —
        Savon vert,   25   —

Chauffez les cantharides avec une partie de la graisse, passez-les au travers d'une toile claire, ajoutez-y le restant avec l'onguent mercuriel et le savon, et remuez sans interruption jusqu'à ce que la pommade ait acquis la consistance ordinaire. Pour l'appliquer, séparez les mèches de laine et frottez une ou deux fois par jour les parties malades.

Ou bien :

Pr.: Racine d'ellébore blanc ou noir, 30 gram.
  Eau commune, 1 litre.

Faites bouillir et réduire à un demi-litre; passez, et ajoutez à la colature 8 grammes de sous-carbonate de potasse ou de soude. En lotions sur les points affectés de gale.

Nota. — Lorsqu'une bête est fortement galeuse, il convient de prolonger le traitement, c'est-à-dire de ne frotter qu'une partie du corps chaque jour; il n'est pas moins essentiel de séparer les bêtes malades de celles qui sont en traitement, et celles qui sont guéries de ces dernières.

GANGRÈNE.

Privation de la vie dans une partie molle quelconque du corps, avec réaction de la puissance vitale dans les parties contiguës. C'est la mort et la décomposition partielle, pendant que la vie continue dans le reste de l'organisme. La gangrène est distinguée en *gan-*

grène sèche lorsque les escarres (croûtes noires ou brunâtres des tissus morts de la peau, sont desséchées et racornies); en *gangrène humide* lorsqu'elles se trouvent chargées de liquides rougeâtres et putrides; et en *sphacèle*, quand elle attaque toute l'épaisseur d'un membre ou d'un organe composé de plusieurs tissus.

La gangrène a pour causes principales les violences extérieures, les contusions fortes, la congélation profonde, l'action violente du feu, des acides et des alcalis concentrés, la ligature des gros vaisseaux, et surtout l'excès ou la malignité d'une inflammation quelconque. Cette dernière en effet détermine les neuf dixièmes des gangrènes; c'est que l'inflammation, soit par son intensité, soit par la nature et la disposition des tissus qu'elle occupe, peut agir en interrompant la circulation et l'innervation (influence nerveuse), en désorganisant et mortifiant par son principe délétère.

La *gangrène* extérieure est facile à distinguer, particulièrement à l'odeur *caractéristique* des parties qu'elle frappe; elle est ordinairement précédée de l'affaissement de la tuméfaction et de la tension des parties envahies, d'une coloration brunâtre et violacée, d'une diminution de la chaleur, et du développement d'ampoules vésiculeuses. L'excitation vitale de la partie voisine de celle qui est affectée détermine alors une suppuration plus ou moins abondante, qui détruit le tissu cellulaire et les vaisseaux au moyen desquels ces parties communiquaient : le point malade se décompose, et se convertit en une escarre fétide.

Contre la gangrène :

1° Dès le début, cataplasmes d'abord émollients, puis application d'antiseptiques, tels que compresses vinaigrées, ou imbibées de décoction de quinquina, d'eau-de-vie camphrée, ou mieux de chlorure d'oxyde de sodium étendu de moitié d'eau ou d'une infusion aromatique ;

2° Pr.: Poudre de ciguë,   60 gram.
       Poudre de quinquina,   60 —
       Alcool camphré,   125 —
       Essence de térébenthine rectifiée, 30 —
       Charbon de bois en poudre fine, suffisante quantité pour donner au topique la consistance convenable.

Mêlez et appliquez sur la partie gangrenée; réitérez.

3° Cautériser les points mortifiés avec le nitrate acide de mercure, ou la poudre caustique prescrite, page 105, n° 4, ou même le feu, s'il est nécessaire ; puis chaque jour panser légèrement avec l'onguent de styrax ou le baume d'Arcœus ;

4° Dans le sphacèle, lorsqu'il est borné, pratiquer l'amputation du membre, et panser avec la teinture de quinquina camphrée ;

5° Faire prendre à l'intérieur dans du son ou du miel la poudre tonique suivante :

Pr. : Quinquina jaune en poudre,	8	parties.
Aunée en poudre,	6	—
Oxyde brun de fer porphyrisé,	3	—
Sel ammoniac,	2	—

Mêlez exactement ces différentes poudres et, tous les matins, administrez au cheval à la dose de 60 grammes, au bœuf à celle de 125 grammes, et au mouton, à celle de 15 gram.

6° Boisson acidulée avec le vinaigre, ou *l'esprit de vitriol* (en mettre jusqu'à une acidité supportable pour la dégustation).

GLANDE.

Tuméfaction ou engorgement plus ou moins dur des glandes lymphatiques de la ganache. Cette affection est due à un principe irritant quelconque entraîné par la lymphe dans les canaux blancs.

Contre la glande tuméfiée :

1° Saignée, ou sangsues ;

2° Cataplasme émollient, ou fomentation de même nature sur la partie ;

3° Onctions résolutives avec l'onguent prescrit, page 49, n° 2 ;

Ou bien :

Pr. : Iodure de potassium,   25 gram.
     Onguent napolitain,   155 —
     Onguent populéum,   60 —

Faites selon l'art une pommade pour frictions matin et soir.

4° Faire évacuer avec le purgatif n° 3, p. 74 ;

5° Donner intérieurement les bols diurétiques dont la formule est, page 80, n° 4 ;

6° Boisson blanche, ou de grande consoude.

GLOSSANTHRAX.

Charbon de la langue, qui consiste dans la présence, sur cet organe, d'un nombre variable de vésicules demi-transparentes, renfermant une sérosité sanieuse d'une odeur désagréable. Le glossanthrax attaque particulièrement les gros bestiaux qui habitent les lieux humides et marécageux ; il peut se communiquer à d'autres animaux de la même espèce et même à l'homme. Au début de cette maladie, il y a de la chaleur et de la douleur sur la membrane muqueuse de la bouche, quelquefois de la fièvre. Bientôt la langue se couvre de petites vessies plus ou moins nombreuses, qui, en s'ouvrant, donnent naissance à des ulcères noirs et fétides. Il n'est pas rare de voir à la suite de ces désordres la langue se gangrener et tomber en lambeaux.

Contre le glossanthrax :

1° Dès le principe, ouvrir à l'aide de la lancette les vésicules charbonneuses, puis les cautériser avec la pierre infernale ou le nitrate acide de mercure ;

2° Laver fréquemment la langue avec le chlorure de chaux liquide ou la décoction de quinquina mêlée d'alcool camphré, et, à leur défaut, avec du fort vinaigre saturé de sel et de poivre ;

3° Tous les matins, administrer à l'intérieur dans suffisante quantité de vin, 125 gr. de thériaque vétérinaire ;

4° Boisson nitrée, ou acidulée avec le vinaigre.

6.

GOURME.

Cette affection, que l'on observe surtout chez les jeunes chevaux, consiste dans l'inflammation partielle ou simultanée des membranes muqueuses du nez et du larynx. Cet état morbide, outre les causes qui déterminent toutes les inflammations catarrhales des voies respiratoires et qui sont aussi les siennes, se révèle surtout lorsque l'on fait succéder trop brusquement une nourriture sèche et échauffante à l'herbe rafraîchissante des pâturages. La *gourme* s'annonce par l'inappétence, le dégoût, la pesanteur de tête, une fièvre légère, la rougeur des muqueuses nasale et oculaire. Il s'établit, par les narines, un écoulement d'un mucus blanc, floconneux, qui se dissipe ensuite un peu, et l'animal recouvre la santé. D'autres fois, l'écoulement par les naseaux est peu considérable, et il se forme sous la ganache un abcès volumineux; ou bien il y a tout à la fois un flux nasal et formation d'un abcès. Cette maladie est considérée par beaucoup de vétérinaires distingués comme contagieuse; mais jusqu'à présent aucun fait ne démontre d'une manière certaine cette assertion.

Contre la gourme :

1° Boisson tiède avec la guimauve ou la grande consoude, et addition de miel, ou de poudre de gomme arabique, ou de mouture d'orge ;

2° Fumigation réitérée d'espèces émollientes, que l'on dirige sous la tête et les naseaux de l'animal ;

3° Onctions fréquentes avec l'onguent populéum sur les glandes de l'auge, puis application renouvelée de cataplasmes adoucissants, ou rendus maturatifs avec quelque peu de *basilicum jaune* suivant l'exigence des cas; recouvrir le tout d'une étoupade épaisse, et appliquer par dessus une peau de mouton ou d'agneau, la laine tournée en dedans ;

4° Poudre béchique incisive prescrite, page 47, n° 2 ;

5° Régime : repos et diète.

HÉMATURIE.

L'hématurie est le nom qu'on donne à l'excrétion du sang par le canal de l'urètre, soit que la source en soit dans les reins, dans les membranes muqueuses des uretères, de la vessie ou de l'urètre. Le sang sort pur ou mêlé à l'urine dans des proportions très variables. Quand il est pur, il provient du canal de l'urètre. Est-il mêlé à l'urine, il est fourni par les reins ou la vessie : dans le premier cas, il est intimement mélangé avec l'urine, qu'il rend d'un rouge foncé et qui reste colorée même après le dépôt de la matière colorante du sang ; dans le second cas, le sang se sépare de ce liquide dont il noircit le dépôt. Le pissement de sang se manifeste plus souvent chez le cheval, le bœuf et la vache, que chez les autres animaux.

Plusieurs causes peuvent le produire. Ce sont l'influence de certains climats, l'habitation dans un autre pays, les pacages où croissent des plantes âcres et échauffantes ; les chutes, les coups, les violences extérieures exercées sur la région des reins, de la vessie et du périnée (espace compris entre l'anus et les parties génitales); la présence de graviers dans les uretères, et les calculs dans la poche urinaire.

Contre l'hématurie :

1° Pratiquer une saignée générale ;

2° Boisson mucilagineuse édulcorée avec le miel, ou acidulée avec 15 grammes de sel de nitre ; en outre, pour le bœuf et la vache, décoctions fortes d'oseille dans du lait ;

3° Lavement préparé ainsi qu'il suit :

Pr.: Feuilles de mauve, 1 poignée.
     Safran des métaux,   60 gram.
     Huile blanche,   90 —
     Lait frais,   2 litres 1⁄2.

Faites bouillir les deux premières substances dans le lait ; passez dans une passoire, ajoutez l'huile et administrez tiède. Réitérez.

4° Sachet (petit sac de toile) rempli d'espèces émollientes chaudes tenu constamment appliqué sur les reins ;

5° Une ou deux fois par jour injecter dans le canal urinaire, à l'aide d'une seringue appropriée, le liquide suivant :

Pr.: Semence de lin,   30 gram.
     Têtes de pavots coupées, n° 4.
     Poudre d'alun,   15 gram.
     Eau commune,   1 litre 1⁄2.

Faites la décoction de ces deux substances ; passez et ajoutez la poudre d'alun.

6° Régime : repos, alimentation rafraîchissante, mais peu abondante.

HÉMORRHAGIE.

On donne ce nom à toute effusion ou évacuation notable de sang hors des vaisseaux destinés à le contenir, soit qu'elle ait lieu par la rupture de ces mêmes vaisseaux ou par voie d'exhalation.

Ses causes sont nombreuses : tout ce qui augmente la masse, ou le volume, ou la vitesse du sang, paraît favoriser sa production. Elle reconnaît, pour causes ordinaires l'usage d'aliments trop abondants ou trop nutritifs, l'augmentation considérable de la chaleur par l'élévation de la température atmosphérique, les contusions violentes, les plaies ou blessures profondes, les désorganisations gangréneuses, les efforts soutenus, les courses rapides, etc.

Contre l'hémorrhagie :

1° Saignée générale, qu'on pourra répéter si les accidents se reproduisent;

2° Boisson blanche avec addition de gomme arabique, ou de 30 à 60 grammes de nitrate de potasse ;

3° Lotions réitérées d'alcool de boule de mars,

Ou bien :

Pr.: Alun,   60 gram.
      Eau,   1 litre 1/2.

Dissolvez le sulfate, et employez au moyen

de compresses fortement imprégnées de ce liquide ;

4° Appliquer immédiatement l'agaric de chêne, ou le bovista (vesse-de-loup), ou le sulfate de chaux calciné (gypse) : le premier, en l'adaptant exactement à l'orifice des vaisseaux ouverts, et le comprimant par un bandage approprié ; le second, en répandant suffisamment du pollen de cette plante sur cette même ouverture ; le troisième enfin, en la couvrant de ce sel mis ou non en dissolution.

Nota 1°.—On peut, pour augmenter l'énergie de son action astringente, tremper l'agaric dans l'alcool de Rabel ou dans une dissolution d'alun.

Nota 2°.—Comme le *bovista* a des propriétés antihémorrhagiques bien constatées, mais trop peu connues, il paraît très convenable d'indiquer la manière de le préparer.

Prenez de cette plante à volonté, mettez-la sécher dans une étuve ou sur un four ; pilez et passez au tamis ; renfermez le pollen dans un bocal de verre bouché. Il suffit d'en répandre sur une plaie lavée et essuyée pour arrêter le sang immédiatement.

HYDROCÈLE.

On donne le nom *d'hydrocèle* à la collection de sérosité, soit dans le tissu cellulaire du scrotum (enveloppe cutanée commune aux deux testicules), soit dans l'enveloppe ou membrane séreuse du testicule. Dans le premier cas, c'est *l'hydrocèle externe* ou *par infiltration*; dans le second, c'est *l'hydrocèle interne* ou *par épanchement*. C'est proprement l'hydropisie de la tunique vaginale. Cette affection due à une sécrétion active surabondante, est ordinairement produite par l'inflammation, le froissement ou la contusion des testicules. En s'accumulant dans la gaîne vaginale, la sérosité distend cette membrane et en même temps le scrotum. Celui-ci grossit peu à peu, forme une tumeur oblongue, fluctuante, et plus volumineuse en bas qu'en haut. Le cheval est, de tous les animaux domestiques, le plus exposé à ce genre d'hydropisie.

Contre l'hydrocèle :

1° Sangsues, cataplasmes d'espèces émollientes au début, et plus tard appliquer sur le scrotum des compresses imbibées d'eau végéto-minérale ;

2° Faire des frictions avec l'onguent mercuriel ioduré prescrit, page 49, n° 2 ;

3° Pr.: Poudre de scille,   30 gram.
      Baies de genièvre contuses, 125 —
      Polygala sénéga,   45 —
      Eau,   3 litres.

Faites bouillir jusqu'à réduction d'un tiers; passez et ajoutez :

Sel de nitre, 60 gram.

Administrez en deux fois au cheval, et en une seule dose pour le bœuf : réitérez.

Nota. — On peut remplacer le sel de nitre, dans ce breuvage diurétique, par 250 grammes d'oxymel scillitique.

Si ces moyens sont infructueux, châtrer l'animal, ou évacuer la sérosité en pratiquant une ponction avec la pointe d'une lancette ou d'un bistouri, ou mieux avec un trois-quarts (poinçon d'acier terminé en pointe triangulaire, et renfermé dans une canule d'argent); puis injecter ensuite, à l'aide d'une seringue, par la canule du trois-quarts restée en place après la ponction, un liquide irritant, tel que le vin rouge chauffé à 34 degrés, ou, ce qui vaut mieux, la teinture d'iode étendue de deux fois son poids d'eau qu'on laisse séjourner deux ou trois minutes dans la tunique vaginale, afin de produire une inflammation adhésive des parois du kyste. On applique ensuite sur le scrotum des compresses trempées dans ce même liquide, et on les maintient au moyen d'un appareil convenable ou d'un suspensoir. Il survient, deux ou trois jours après l'injection, un engorgement inflammatoire du tissu cellulaire des bourses et des enveloppes des testicules et un épanchement qui

se résolvent peu à peu sous l'influence du repos, des topiques émollients ou astringents.

HYDROPHOBIE RABIÉIQUE.

Cette maladie consiste en une névrose (irritation nerveuse) des systèmes ganglionaire
et cérébro-spinal (1), due à l'introduction
dans l'économie d'un virus qui, susceptible
de se développer spontanément chez le chien,
le loup, le chat et le renard, ne se transmet
aux autres quadrupèdes ou à l'homme que par
la morsure ou la bave de l'animal enragé.
Tout porte à croire en effet que ce liquide
spumeux plus ou moins abondamment sécrété
par la muqueuse enflammée des voies aérien-
nes, est le seul véhicule du virus *rabique,*
dont les effets sur l'organisme se manifestent
quelquefois presque immédiatement après la
morsure, et sont d'autres fois précédés d'une
période d'incubation dont on ne peut au juste
préciser la durée, ni déterminer celle qui est
la plus courte ou la plus longue. Il paraît cependant, d'après plusieurs observations, que
c'est vers le trentième ou soixante et dixième

---

(1) Ce dernier mot composé comprend ensemble le
cerveau et la moelle épinière.

jour que la rage inoculée se manifeste le plus communément.

A l'apparition de cette affection constamment mortelle une fois qu'elle est déclarée, les quadrupèdes, en général, éprouvent de l'horreur pour l'eau et les autres liquides ; leurs sens sont remarquablement exaltés, leur regard est farouche, leurs yeux sont étincelants, une bave écumeuse se forme dans la bouche, un resserrement extrême se produit à la gorge ; des accès convulsifs se déclarent, la paralysie ne tarde pas à survenir à la partie postérieure du tronc, et la mort arrive le plus ordinairement avant le dixième jour. Le bœuf et les autres ruminants ne manifestent aucune envie de mordre ; le cheval, l'âne et le mulet, au contraire, sont portés à se servir de leurs dents, et avec elles ils rompent leur râtelier, leur mangeoire et tout ce qu'ils rencontrent.

Contre la morsure virulente de l'animal enragé :

Toute médication intérieure, rationnelle ou empirique, demeure inutile et impuissante contre la rage confirmée ; mais on peut en prévenir le développement en excisant le plus tôt possible ou en cautérisant profondément la partie mordue. On commence par laver la plaie avec *l'eau sédative* de Raspail, ou, à son

défaut, avec l'urine ou l'eau salée, puis on applique quelques ventouses pour la faire saigner, et l'on cautérise ensuite, soit avec le fer
rougi au feu, que l'on fait pénétrer partout où
la dent de l'animal a plongé, soit avec des
caustiques liquides, qui sans être ici aussi
fidèles que le cautère actuel, n'en méritent pas
moins quelque confiance. Parmi ces agents
on emploie de préférence l'*ammoniaque con-
centrée*, le *nitrate acide de mercure*, surtout
le *chlorure d'antimoine*, dont on enduit toutes les parties mordues : on se sert, à cette fin,
d'un petit morceau de bois, pointu dans une
de ses extrémités, qu'on trempe dans ce liquide, et que l'on promène exactement dans
toutes les sinuosités de la morsure.

Si celle-ci est superficielle, il suffit de la
toucher fortement avec un pinceau ou un
bourdonnet d'étoupes imbibé de la substance
corrosive.

Si l'on n'avait sous sa main aucun des caustiques dont il a été question, on pourrait en
préparer un sur-le-champ, en mêlant de la
chaux vive et récente réduite en poudre, avec
partie égale de savon tendre, ce qui forme une
pâte caustique dont on remplit et recouvre la
blessure.

Immédiatement après la cautérisation, on
applique sur la plaie et ses environs un vésicatoire large et actif qu'on panse à la manière

ordinaire, et l'on entretient cette excrétion au moins pendant six semaines ou deux mois, au moyen d'un onguent irritant comme le *basilicum*, le *garou*, etc. S'il est arrivé que par négligence ou autrement on ait laissé cicatriser la morsure virulente ou présumée telle, il faut alors avec la lancette ou tout autre instrument tranchant inciser la *cicatrice* et la brûler comme on eût fait pour une plaie récente.

Pour seconder cette médication *préventive*, il faut employer à l'intérieur l'un ou l'autre des breuvages sudorifiques suivants :

N° 1.

Pr. : Thériaque vétérinaire,   90 gram.
      Poudre de camphre,   4 —
      Poudre de carbonate d'ammoniaque, 45 —
      Vin rouge,   1 lit. 1/2

Mêlez les poudres avec la thériaque, et délayez le tout dans le vin. Le mélange étant bien exact, faites prendre au cheval en deux doses, à deux heures d'intervalle, et au bœuf en une seule dose.

N° 2.

Pr. : Bois de sassafras haché,   125 gram.
      Eau commune,   1 litre.
      Vin blanc,   1/2 litre.
      Acétate d'ammoniaque,   125 gram.
      Miel,   125 —

Après avoir fait infuser pendant une heure

le sassafras dans l'eau bouillante, passez l'infusion ; ajoutez le miel délayé dans le vin blanc, et, lorsqu'elle sera refroidie, l'acétate. Administrez de même que ci-dessus.

Observation essentielle.

La rage est une maladie si terrible, qu'on ne saurait donner trop de publicité aux signes auxquels on peut reconnaître un chien affecté ou même suspect *d'hydrophobie rabiéique*, afin de se garantir de sa dent, s'il est possible, et de le détruire, si l'on n'a pas quelque intérêt à surveiller l'animal, pendant quelques jours, dans un lieu sûr, pour mieux juger de son état.

Le chien qui a été mordu par un animal enragé, ou chez lequel la rage se développe spontanément, devient triste, fuit son maître, se cache et cherche la solitude. Il a de l'aversion pour toute nourriture et pour toute boisson. Il attaque quelquefois les étrangers et les mord, mais il reconnaît et respecte encore son maître. Il a l'oreille et la queue basses, et marche comme s'il était endormi. Ensuite la respiration devient haletante, son poil se hérisse, surtout le long du dos. Il tire la langue et rend une bave écumeuse ; sa gueule est béante ; tantôt il marche comme s'il était à moitié assoupi, tantôt avec précipitation et sans suivre la ligne droite. Enfin il ne reconnaît plus son maître, il a l'œil abattu, larmoyant, couvert de chassie pulvérulente, maigrit promptement, devient furieux, tombe en convulsions, et périt 30 ou 40 heures après les premiers symptômes de la rage.

Comme c'est pendant les chaleurs de l'été que les chiens sont le plus disposés à devenir enragés, l'Autorité administrative ne devrait alors les laisser sortir que muselés. Cette mesure salutaire préviendrait bien des malheurs.

HYDROTHORAX.

Accumulation de sérosité dans l'une ou les deux cavités des plèvres (membranes séreuses qui garnissent intérieurement les côtes et les muscles intercostaux). Cette hydropisie, qui attaque de préférence le cheval, l'âne ou le mulet, est due le plus communément à une atmosphère humide, aux inflammations de la poitrine, aux affections organiques du cœur ou du foie, à un trouble quelconque de la circulation, ou enfin à un appauvrissement du sang. Elle n'existe ordinairement que d'un seul côté, qui, si l'épanchement est considérable, est bombé et affecté d'œdème ou gonflement à sa partie inférieure. Il rend, lorsqu'on le percute, un son mat, et quelquefois au moyen de l'application de l'oreille contre les parois de la poitrine, on reconnaît la fluctuation du liquide entre les côtes. Dans cette maladie, l'oppression et la difficulté de respirer sont extrêmes.

Contre l'hydropisie de poitrine :

1° Boisson d'orge avec addition de sel de nitre ou de 60 grammes d'acétate de potasse liquide ;

2° Pr.: Acide nitrique alcoolisé,   125 gram.
      Teinture de semences de colchique 30   —
      Vin blanc et eau commune,   2 litres.
      Miel,   250 gram.

Dissolvez le miel dans l'eau et le vin ; ajoutez l'alcool nitrique et la teinture de colchique ; faites prendre au cheval en quatre doses dans la journée, avec intervalle. Réitérez deux jours après.

3° Large vésicatoire camphré sur la poitrine, ou séton placé à la même région ;

4° Si, malgré l'application de ces divers moyens, l'épanchement morbide, loin de se résorber, continue de faire des progrès, pratiquer alors, comme dernière ressource, la *paracentèse du thorax.* (Après avoir coupé les poils avec les ciseaux, et incisé la peau et les chairs avec le bistouri à lame droite, on plonge doucement, l'animal étant debout, un trois-quarts de cinq à six pouces de longueur, enduit préalablement de cérat ou de beurre frais, dans l'intervalle le plus déclive qui sépare les septième et huitième côtes, si la collection a son siége au côté droit; dans celui des sixième et septième, si c'est au côté gauche; puis, lorsque l'instrument a pénétré dans la collection aqueuse, ce que l'on connaît par le sentiment d'une résistance vaincue, on retire le poinçon, en maintenant la canule dans la plaie, pour donner issue au fluide épanché. Quand celui-ci est sorti, non tout en une fois, mais à plusieurs reprises, on laisse se rapprocher les deux lèvres de la plaie, et on la recouvre d'un plumasseau agglutinatif, maintenu au moyen d'une large sangle);

5° Repos et alimentation sèche.

Nota. — Comme il est constant par l'expérience que la *thoracenthèse* est, dans la généralité des cas, plus nuisible qu'avantageuse, il ne faut point la tenter inconsidérément et sans raison grave sur les animaux, notamment sur le bœuf; mieux vaut l'abattre que de le faire mourir par cette opération périlleuse.

INDIGESTION.

Elle consiste en une inflammation de la membrane muqueuse gastro-intestinale, produite par la coction imparfaite des aliments dans l'estomac. Ce trouble passager et subit des fonctions digestives se déclare généralement aussitôt après un repas copieux, et surtout lorsque l'animal a mangé une trop grande quantité d'avoine, de son ou d'orge. Elle peut aussi survenir après l'ingestion d'aliments de mauvaise qualité ou de beaucoup d'eau froide. La bête malade éprouve des coliques *passagères* et peu violentes, son ventre est *ballonné*, résonne lorsqu'on le frappe ; parfois il est *gros* et *pesant*. Des besoins fréquents d'uriner se font sentir, et des gaz fétides s'échappent souvent par l'anus. Quelques animaux éprouvent des envies de vomir et rejettent des matières liquides et verdâtres par les naseaux.

Contre l'indigestion :

1° Dès le début, administrer à l'animal malade une bouteille de vin chaud, ou de thé miellé, le bien couvrir, lui frictionner le ventre vigoureusement, et le promener ;

2° Employer l'élixir calmant dont la formule et le mode d'emploi se trouvent, p. 60, n° 3 ;

3° Lavement prescrit, page 62, n° 4 ; ou bien passer le suivant fait avec :

Son de froment,	1 ou 2 poignées.
Savon ordinaire,	60 gram.
Eau,	3 litres.

Après avoir fait la décoction du son dans l'eau et l'avoir passée, ajoutez le savon râpé pour être dissous. Administrez tiède et réité-rez souvent.

4° Boisson blanche légèrement nitrée, et diète pendant la durée de l'accident.

JARDE.

Tumeur dure, de nature osseuse, qui se développe à la face latérale externe du jarret du cheval, sur la partie un peu postérieure et supérieure de l'os du canon, et qui, presque toujours, lèse en même temps les ligaments articulaires du jarret. Le tiraillement de ces organes, l'extension forcée de l'un des tendons jarretiers, sont les causes probables du jardon.

Contre la jarde :

Mêmes moyens curatifs que ceux employés pour la *courbe* (voyez ce mot).

JAVART.

Tumeur inflammatoire, analogue au furon-cle, qui se forme au pied du cheval, de l'âne, du mulet et même du bœuf, entre le paturon et la couronne, et qui détermine souvent des

ulcères et des fistules. On distingue quatre espèces de javarts : le *javart cutané,* appelé
encore *bourbillon,* qui a son siége dans le
corps même de la peau ; le *javart tendineux,*
ainsi nommé parce qu'il siége sur les tendons
fléchisseurs, dans le tissu cellulaire qui les
entoure, ou dans la gaîne qui les contient ; le
javart encorné, qui survient le plus ordinairement sous la corne, à l'un des quartiers ;
enfin le *javart cartilagineux,* le plus grave
de tous, qui consiste dans la carie du cartilage
latéral de l'os du pied ou de ses ligaments.
Les coups, les heurts, les atteintes négligées
ou autres maux de pieds mal pansés, la malpropreté de la partie inférieure des membres, etc., sont en général les causes produc-
trices de ces affections morbides.

Leurs symptômes ou caractères distinctifs
sont faciles à saisir. Le javart simple ou cutané
se présente avec les mêmes signes et exige les
mêmes soins que le furoncle (*voy.* ce mot et le
traitement à employer). Le javart tendineux
s'annonce par une grande douleur de la corde
tendineuse du canon, une claudication intense, un engorgement diffus qui s'étend parfois jusqu'à la couronne ; le javart encorné a
pour symptômes principaux la boiterie, la
chaleur du sabot, le hérissement des poils du
bourrelet, les décollements de la corne; enfin
le javart cartilagineux est caractérisé, outre la

claudication et les phénomènes de chaleur et de rougeur du pied, par un boursoufflement de la corne, qui s'ouvre bientôt pour donner écoulement à une humeur sanieuse chargée de débris du cartilage ulcéré.

Contre le javart :

1° Dès le principe, cataplasmes de graine de lin pilée, bains de pied émollients, ou fomentations de même nature souvent renouvelées sur la tumeur phlegmoneuse ;

2° Quelques jours après l'emploi suivi de ces moyens, appliquer sur le même point le topique suivant :

Pr. : Feuilles de mauves cuites dans l'eau
    et exprimées,   250 gram.
    Oignons cuits sous la cendre, 125 —
    Vieux levain,   125 —
    Alun calciné,   30 —
    Sel de cuisine,   30 —
    Onguent basilicum,   60 —

Mêlez et pilez les cinq premières substances pour les réduire en forme de pâte d'une consistance un peu ferme ; ajoutez après le basilicum et appliquez chaud. Renouvelez.

3° Inciser la tumeur en forme de *croix* pour donner issue au pus et au bourbillon, puis, plusieurs fois le jour, fomenter la plaie avec le suc exprimé de la chélidoine, ou mieux la panser avec :

<table>
<tr><td>Vert-de-gris,
Vitriol de Chypre,
Vinaigre fort,
Suif de mouton,</td><td>}</td><td>de chaq. 60 gram.</td></tr>
</table>

Mêlez le tout et faites cuire en consistance d'onguent.

4° Si la suppuration est sous-cornée, porter sans délai aucun une ou plusieurs pointes de feu dans l'ouverture d'où s'échappe la matière, et les faire pénétrer jusqu'au fond de la tumeur, puis y introduire une tente (petit rouleau de charpie) fortement imbibée de :

Deuto-chlorure de mercure,	8 gram.
Chlorure d'antimoine liquide,	8 —
Esprit de vin,	500 —

Faites dissoudre le sublimé.

Comme aussi si le pus a fusé sous le sabot, enlever sans retard la portion de la corne correspondante au siége de la tumeur, puis mettre de la filasse également trempée dans la liqueur caustique sur la partie et l'envelopper au moyen de tours de bandes. Réitérer ces pansements jusqu'à cessation des accidents, et du moment qu'il ne découle plus de matière, panser avec les teintures mêlées de myrrhe et d'aloès additionnées de camphre;

5° Si le cartilage latéral de l'os du pied est

attaqué, extirper complètement ce tissu et cautériser avec le fer rouge, ou bien tenir, pendant 24 heures, la partie recouverte d'un emplâtre composé de :

Sublimé corrosif,	15 gram.
Onguent basilicum,	30 —
Poudre de scabieuse,	quantité suffis.

Mêlez exactement.

KYSTE.

On désigne sous ce nom, une poche membraneuse, sans ouverture, qui se développe accidentellement dans une des cavités naturelles ou dans l'épaisseur des tissus organiques. Les matières qu'elle renferme sont des liquides ou des solides sécrétés par elle, ou venus du dehors ou épanchés avant sa formation. Les causes principales de cette affection sont les contusions, la pression et le frottement longtemps continués sur une partie quelconque de l'animal.

La forme caractéristique du kyste est presque toujours arrondie ou ovoïde. Il est circonscrit, n'adhère ordinairement pas aux parties voisines, ou n'y tient que par quelques points. Sa consistance varie selon la nature de la matière qu'il contient ; il est dur ou fluctuant, mais toujours tendu et présentant cet effet remarquable de ne pouvoir être diminué de volume par les moyens compressifs.

Contre le kyste :

1° Au début, vésicatoire, ou trois frictions par jour sur la loupe avec :

Essence de térébenthine,	125 gram.
Teinture de cantharides,	60 —
Essence de lavande,	30 —

Mêlez.

2° Si la résolution se fait attendre, introduire alors un séton qui traverse toute la tumeur, ou bien celle-ci étant ouverte par une incision cruciale, la vider de son contenu et brûler légèrement les parois internes de la poche membraneuse, ou injecter dans cette cavité de la teinture d'iode mitigée d'eau, ou, ce qui vaut mieux encore, l'extirper en la rasant toute entière, et panser ensuite avec les teintures d'aloès, de myrrhe, ou l'eau chlorurée.

Nota. — On doit employer de préférence à tous autres, le dernier de ces moyens chaque fois qu'il présente des chances heureuses.

LIMACE.

On nomme *limace* ou *limaçon* une maladie du pied des bœufs et des vaches, consistant en une inflammation de la peau qui tapisse l'intervalle des deux onglons. Cette affection attaque presque exclusivement les animaux qui sont employés aux travaux agricoles dans les pays pierreux et montagneux. Elle est caractérisée au début par la chaleur, la rougeur et l'enflure de l'espace interdigité. Plus tard, il se forme une crevasse ulcéreuse, qui gagne insensiblement en profondeur et en étendue, et d'où découle un liquide âcre et fétide.

Contre la limace :

1° Saignée à la veine sous-cutanée du membre malade ;

2° Bain et cataplasme émollients souvent renouvelés sur la partie ;

3° Matin et soir, onctions sur la crevasse et les points voisins avec l'onguent populéum, ou la pommade suivante ainsi composée :

Axonge récente,	60 gram.
Oxyde blanc de zinc,	6 —

Mêlez.

4° Si ces moyens restent inefficaces, exciser alors les tissus ulcérés ou les cautériser avec le feu, puis panser avec la teinture d'aloès camphrée.

7.

MAL D'ANE.

Nom donné par les vétérinaires à des crevasses ulcéreuses qu'on remarque souvent
autour de la couronne du sabot des bêtes asines, du cheval surtout, lorsque ces animaux
sont atteints d'*eaux aux jambes*. Le sujet qui
en est affecté boite communément, et éprouve
presque toujours, à la partie malade, une démangeaison qui l'incite à y porter la dent ; il
est à craindre alors que cet acte, souvent répété, ne fasse développer des ulcérations à la
langue et autres parties de la bouche.

Contre le mal d'âne :

Même traitement que celui des crevasses
indiqué, page 79.

MALANDRES-SOLANDRES.

Petites crevasses longitudinales situées aux
plis du genou et du jarret du cheval, de l'âne
ou du mulet ; les vétérinaires les appellent
malandres quand elles existent au pli du genou, et *solandres* quand elles affectent le pli
du jarret. Ces crevasses, malgré les différents
noms qu'elles ont reçus, constituant toujours

la même lésion, débutent par une irritation locale de la surface de la peau et y déterminent une démangeaison, qui elle-même engage l'animal à y porter la dent. Bientôt il se forme des petites plaies ou ulcérations d'où suinte une sanie âcre et fétide qui corrode le tissu cutané. La malpropreté, le défaut de soins, la boue, les ordures, la constitution lymphatique de l'individu, sont les causes ordinaires de cette affection, qui peut finir avec le temps par devenir chronique.

Contre les malandres-solandres :

1° Au début, cataplasmes d'espèces émollientes sur les crevasses, ou fomentations réitérées avec l'eau de Goulard ;

2° Plus tard, lotions astringentes, ou onctions dessiccatives prescrites, page 79, n° 2.

MAMMITE.

Inflammation de la substance propre des mamelles ou engorgement inflammatoire des vaisseaux lactifères (conduits excréteurs qui portent le lait de la glande mammaire au mamelon). Les heurts, les coups, les chutes, la stase du lait dans ses réservoirs et l'allaitement des jeunes animaux en sont les causes principales. Cette maladie s'annonce par une chaleur brûlante du pis ou seulement d'un point circonscrit de cet organe, qui se tuméfie, se distend, devient dur et sensible au toucher; la tension se propage aux aines; les mouvements des cuisses sont pénibles et difficiles; l'excrétion laiteuse est généralement supprimée. Plus tard, là tumeur abcède et la fluctuation devient manifeste; alors un des points enflammés se soulève davantage; la peau s'amincit, et finit par se perforer pour donner issue au pus; et presque toujours il se forme successivement plusieurs foyers purulents.

Les vaches et les brebis sont plus exposées au mal de pis que les autres femelles domestiques.

Contre la mammite :

1° Dès le principe, pratiquer la saignée ;

2° Vésicatoire ou séton aux fesses ;

3° Diriger fréquemment sur les mamelles des vapeurs émollientes, ou mieux les recouvrir du topique suivant ainsi composé :

Pr.: Mie de pain fraisée,   3 poignées.
     Farine de lin,   2 —
     Décoction dans du lait de six
       têtes de pavot brisées,   suffis. quant.

Mêlez et faites cuire le cataplasme pour lui

donner une consistance convenable; après l'avoir retiré du feu, ajoutez 60 grammes d'*onguent populéum*, d'*althœa* ou de *baume tranquille*; mêlez exactement; appliquez chaud sur le pis à l'aide d'un bandage approprié, et renouvelez après huit heures.

4° S'il y a *engorgement des canaux laiteux*, employer la fomentation résolutive suivante :

Pr.: Sel ammoniac,   60 gram.
Alcoolat de romarin,   1,000 —

Dissolvez le sel dans l'alcool, puis enveloppez la mamelle avec des linges imbibés de cette liqueur, et faites tenir au moyen d'un suspensoir. Réitérez plusieurs fois dans la journée.

5° Purger avec :

Sulfate de potasse,   125 gram.
Sel de sedlitz,   125 —
Infusion de rhubarbe,   1 litre.

Faites dissoudre les deux sels dans l'infusion, et administrez en une dose. Réduit de moitié, donnez de même ce purgatif à la brebis.

6° S'il y a *collection purulente*, ouvrir l'abcès à sa partie déclive, mais seulement lorsqu'il est trop profondément situé et occasionnerait une trop grande désorganisation. Continuer les cataplasmes adoucissants;

7° Boisson miellée avec addition, une fois par jour, de 30 grammes de crème de tartre soluble ;

8° Régime : diminution notable des aliments, chaleur donce et continuelle sur l'organe affecté.

Nota. — Dans tout engorgement inflammatoire des mamelles, il faut s'abstenir de ces explorations multipliées et maladroites, par le tact ou les sondes, que ne manquent jamais de pratiquer les guérisseurs vulgaires ; ces tentatives ignorantes ne font souvent qu'augmenter l'irritation et aggraver la maladie, Il faut également se bien garder de suspendre la lactation ; mais si la succion ou sucement par le petit devient impraticable, alors il importe d'évacuer le lait de son réservoir par une douce traction que l'on réitère, afin d'en opérer le dégorgement.

MAL DE GARROT.

On appelle ainsi une meurtrissure ou une blessure, cachée ou apparente, faite au garrot, à l'encolure du cheval et du mulet par une contusion ou des frottements rudes et réitérés de la selle ou des harnais mal confectionnés.

Contre le mal de garrot :

1° Lorsqu'il y a tumeur contuse, sans complication de plaie, appliquer sur cette lésion la glace pilée, l'eau glacée, l'eau froide chargée d'une forte proportion de nitrate de potasse, ou d'extrait de saturne, ou de sel ammoniac ; exercer de plus sur les téguments une compression légère et continuelle à l'aide d'un appareil approprié. Si, malgré ces moyens, la tuméfaction se développe et s'enflamme, recourir alors aux ventouses scarifiées, puis aux cataplasmes adoucissants souvent renouvelés ;

2° Frictionner la tuméfaction, si elle reste stationnaire, c'est-à-dire, si elle n'offre que peu de chaleur et de sensibilité, avec l'onguent résolutif fondant prescrit, p. 49, n° 2 ;

3° Quand la tumeur est à peu près sans douleur, avec amas de pus, appliquer sur elle des topiques faits avec l'ail, l'oignon cuit sous la cendre, la pulpe d'oseille, le savon vert, la graine de moutarde, et quelquefois les vésicatoires. Ensuite, la fluctuation étant bien marquée, ouvrir l'abcès dans le point le plus déclive, puis l'injecter parfois d'eau chlorurée ; ou mieux pratiquer le séton à la partie la plus inférieure du foyer purulent ;

4° S'il y a plaie suppurante, cautérisation de celle-ci avec la poudre escarrotique de Rousselot, selon le mode indiqué, page 105, n° 4 ; s'il y a dégénérescence squirrheuse, ablation totale des parties lésées, et pansement, trois fois par jour, avec des plumasseaux d'étoupes imbibés de teinture d'iode mitigée d'eau ; s'il y a carie du cartilage, adustion profonde de ce tissu avec le cautère actuel, chauffé à blanc, et pansement avec l'onguent populéum ;

5° Régime : repos, alimentation douce, peu copieuse, et boissons blanches nitrées.

Nota. — En général, et hors quelques cas particuliers, il faut bien se garder de faire des incisions par l'instrument tranchant, et surtout de les multiplier sur les maux du garrot ; car elles font naître de nouveaux boursoufflements, et elles provoquent une fluxion constante et douloureuse. Il vaut mieux, l'inflammation tumorale étant disparue ou à peu près par les émollients, animer la vitalité de la partie en appliquant sur l'engorgement de fortes couches d'onguent vésicatoire camphré, qu'on renouvelle tous les quatre ou cinq jours, tant qu'il est nécessaire. Par cette application la sérosité se résout, ou bien la tumeur s'abcède.

MAL DE TAUPE.

On désigne sous cette dénomination une tumeur, à volume variable, ordinairement aplatie, évasée, à large base, le plus souvent inflammatoire, qui survient à la région de la nuque, chez le cheval, et même chez le bœuf, où elle porte le nom vulgaire d'*écrouellet*.

Toujours le produit d'une violence extérieure, la taupe est accidentellement occasionnée par des coups de manche de fouet, des heurts, des contusions, des frottements répétés et plus ou moins forts contre des corps durs, ou par des pressions considérables. Cette lésion se reconnaît à l'enflure du point où elle siége, à la douleur et à la tension particulière qui s'y établissent. Lorsqu'elle fait des progrès, l'animal tient constamment la tête basse; il éprouve de la gêne dans les mouvements de cette partie sur la première vertèbre cervicale (le premier des os du cou qui composent l'épine du dos, et que l'on appelle *atlas*).

Contre le mal de taupe :

1° Quand l'affection récente est le résultat d'une pression quelconque, éloigner aussitôt la cause occasionnelle, et faire cesser son action sur les parties; ensuite, si celles-ci sont chaudes et douloureuses, recourir aux cataplasmes d'espèces émollientes, arrosés parfois d'huile camphrée ou de baume tranquille, et aux ventouses scarifiées. L'inflammation étant dissipée, faire sur la lésion des frictions ammoniacales, ou des onctions d'onguent vésicatoire, selon les modes indiqués, p. 7, n° 1 ;

2° Comme le plus ordinairement la taupe résiste aux résolutifs et suppure, pratiquer le séton, ou, l'abcès étant mûr, procurer issue à la matière par l'ouverture de la cavité où elle s'est amassée.

Cette dernière opération demandant des attentions particulières et de bonnes connaissances anatomiques, ne peut être exécutée que par le chirurgien vétérinaire ;

3° Même régime à suivre que dans la maladie précédente.

MÉTÉORISATION DES RUMINANTS.

Les bœufs, les vaches et les moutons sont fréquemment atteints de météorisation, qui les fait promptement périr, lorsqu'ils ont mangé une trop grande quantité de fourrages verts, tels que le trèfle et la luzerne.

Aussitôt après le repas, le ventre de l'animal se gonfle, le flanc gauche s'élève, se ballonne et résonne lorsqu'on le frappe. Si la bête a mangé avec avidité une grande quantité d'aliments, le flanc gauche est très élevé et ne rend qu'un son mat quand on le frappe. Sa pression avec le poing fait sentir une masse pâteuse formée par l'accumulation des aliments. Ce dernier cas est très grave : la bête se tourmente, rend souvent des excréments, respire avec une grande difficulté et vomit quelquefois en rejetant les aliments par la bouche et les naseaux.

Contre la météorisation des ruminants :

1° Faire avaler à l'animal météorisé quelques litres d'eau salée, ou bien :

Pr.: Eau-de-vie ordinaire,   1/2 litre.
     Huile d'olives, de noix ou de navette, 1/2   —
     Alcali volatil,   4 gram.

Mélangez le tout exactement et administrez aussitôt en une seule dose au bœuf, en le forçant à déglutir à grandes gorgées. Réduit de moitié, donnez de même ce breuvage au mouton.

2° Promener la bête ; lui frotter le ventre vigoureusement avec des bouchons de paille ; passer beaucoup de lavements d'eau de son savonneuse, et tenir la bête chaudement ;

3° Si, le ventre se distendant davantage, la bête allonge la tête, tend la langue, se tourmente et semble suffoquer, enfoncer alors, d'un seul coup et jusqu'au manche, la lame d'un couteau pointu dans le milieu du flanc gauche ; puis, après avoir retiré l'instrument, introduire de suite dans l'ouverture une canule appropriée par où continueront de s'échapper les gaz morbifiques.

MÉTRITE.

Inflammation de la membrane muqueuse de la matrice ou du tissu propre de cet organe. Elle est caractérisée par la fièvre, une douleur continue, vive et déchirante, une chaleur brûlante et une tuméfaction bornées à l'hypogastre (partie inférieure du ventre) où s'étendant aux lombes, au sacrum (os qui termine l'épine du dos), au vagin ; le gonflement, la dureté et la sensibilité de l'orifice utérin, du vagin et de la vulve (ensemble des parties génitales externes) ; la constipation, la difficulté d'uriner, etc. Cette phlegmasie est aiguë ou chronique ; elle se développe fréquemment chez la vache et la jument. Ses causes sont l'impression du froid et de l'humidité, la suppression de la transpiration, la présence du délivre ou d'un corps étranger dans la matrice, les manœuvres imprudentes ou maladroites employées pour produire la parturition.

Contre la métrite :

1° Saignée générale, et bains de vapeurs aqueuses sur la partie inférieure du ventre ;

2° Cataplasmes d'espèces émollientes appliqués chauds sur la région des reins, et lotions de même nature sur les mamelles et le bas-ventre ;

3° Faire dans la matrice à l'aide d'une seringue l'injection suivante :

Pr.: Semence de lin,   30 gram.
Têtes de pavot,   n° 4.
Eau,   1 litre.

Cuisez ces deux substances ; passez et employez tiède : réitérez.

4° Pr.: Gomme arabique,   60 gram.
Miel,   125 —
Eau ordinaire,   1 litre.

Après avoir fait dissoudre la gomme dans l'eau bouillante, ajoutez le miel, et faites prendre en une seule dose deux fois par jour, comme breuvage.

5° Lavement matin et soir avec :

Graine de lin,   60 gram.
Onguent populéum,   125 —
Eau,   2 litres.

Faites bouillir la graine de lin ; passez et ajoutez à la colature l'onguent populéum ; administrez tiède.

6° Régime : boissons blanches tièdes et miellées, diète sévère d'abord, puis aliments légers et en petite quantité, tels que le bon son mouillé, mélangé avec de la mouture d'orge et du pain trempé, et ensuite, s'il est possible, un peu de bonne paille fraîchement battue.

MOLETTE.

Maladie particulière aux chevaux, consistant en une sorte d'hydropisie des capsules synoviales (petits sacs membraneux sans ouverture) qui environnent les tendons fléchisseurs du pied ; on l'appelle alors *molette simple*. Lorsqu'elle a son siége sur les parties latérales, on la nomme *molette soufflée*.

Contre la molette :

1° Frictions sur la partie malade avec l'onguent résolutif fondant dont la formule se trouve, page 49, n° 2 ; ou bien celles faites deux ou trois fois par jour avec :

Savon vert,	60 gram.
Huile camphrée,	185 —
Ammoniaque,	45 —

Mêlez le savon avec l'huile ; ajoutez l'alcali dans une bouteille, et agitez fortement ce mélange avant de vous en servir.

2° Cautérisation de la partie affectée avec

le bouton de feu, et pansement avec la pommade de peuplier ;

3° Purger avec :

Aloès des Barbades,	30 gram.
Miel ou mélasse,	125 gram.
Eau ordinaire,	1 litre.

Dissolvez l'aloès dans l'eau tiède ; ajoutez le miel, et faites prendre au cheval le matin à jeun, en une seule dose.

4° Boisson nitrée.

MORVE.

Redoutable maladie, particulière au cheval, à l'âne et au mulet, qui débute par une inflammation des membranes muqueuses, quelquefois aiguë, mais passant bientôt à l'état chronique, ou même affectant très souvent cette dernière forme. Signalée plus spéciale-ment par un jetage de matières jaunâtres, blanchâtres ou légèrement verdâtres, par un seul ou par les deux naseaux avec adhérence de cette matière aux poils qui en bordent les ouvertures, l'engorgement des ganglions si-tués sous la ganache, et des ulcérations sur la muqueuse nasale, la morve est une maladie éminemment contagieuse, non seulement aux animaux précités, mais encore aux hommes qui les pansent et qui couchent dans les écuries qu'ils habitent.

On ne saurait donc trop les prévenir des dangers qu'ils courent, afin qu'ils prennent des précautions. Ils ne doivent panser les chevaux qu'après s'être assurés qu'ils n'ont aucune écorchure aux mains. S'ils se piquent avec un objet infecté, ils doivent agir comme à l'égard de la morsure du chien enragé. Ils resteront le moins de temps possible dans l'écurie, ne se serviront point des objets à l'usage des animaux malades, se laveront souvent la figure, les mains, le corps, etc.

Contre la morve :

Cette maladie, étant incurable et contagieuse, nécessite l'abattage du cheval et des autres animaux qui en sont affectés.

NÉPHRITE.

Inflammation profonde des reins. Ses causes les plus ordinaires sont les coups et les chutes sur la région des reins, les courses rapides et longtemps soutenues, les sauts pour franchir un espace, les secousses violentes, la présence de calculs rénaux, la suppression brusque de la transpiration cutanée, l'impression d'un froid subit, etc. Cette affection dangereuse, qui attaque de préférence les ruminants, a une invasion tantôt lente, tantôt subite ; les caractères qui la signalent évidemment par leur réunion, sont la fièvre, les douleurs aiguës, pongitives, exacerbantes dans les régions du ventre et des reins ; l'écoulement goutte à goutte d'une urine rouge et sanguinolente, ou bien claire, limpide ; la rétraction du testicule, et l'engourdissement de la cuisse correspondante au côté malade.

Contre la néphrite :

1° Dès son début, amples saignées réitérées, surtout la première ;

2° Vapeurs émollientes souvent dirigées sous le ventre de l'animal ;

3° Tenir constamment appliqués sur les reins des cataplasmes chauds faits avec de la farine de lin et de la mie de pain que l'on arrose chaque fois, s'il est possible, de 30 gram. de laudanum liquide.

Nota. — A défaut de laudanum, on fait cuire les deux substances indiquées dans une décoction de 10 ou 12 capsules de pavot.

4° De temps à autre frotter vivement la bête avec des bouchons de paille ou de foin ;

5° Boisson abondante gommeuse avec addition de miel ;

6° Lavement avec :

Décoction de graine de lin,   2 litres.

Passez et ajoutez :

Opium brut,   15 gram.

Dissolvez l'opium dans le décocté à l'aide d'un mortier ; administrez tiède et réitérez.

7° Sinapisme sur les reins, emplâtre vésicatoire ou séton aux fesses.

OEDÈME.

On donne le nom d'*œdème* à une tuméfaction molle, froide, sans douleur des parties, due à une infiltration de sérosité dans les mailles du tissu cellulaire. L'œdème ne diffère de l'anasarque que parce que l'infiltration, au lieu d'être générale, est limitée à une partie du corps. Cette affection dépend, soit d'un état de débilité locale ou générale, occasionnant un défaut d'activité dans l'absorption lymphatique, l'exhalation étant augmentée ou restant au même degré, soit d'un obstacle à la circulation du sang ou de la lymphe situé entre la partie qui est le siége de l'infiltration et le cœur. Elle est caractérisée par un gonflement apparent à l'extérieur, dépourvu d'élasticité et de fluctuation, conservant l'impression du doigt pendant quelques instants. L'œdème n'est point douloureux ; il contient un liquide essentiellement aqueux et souvent sans couleur. Le ventre, la poitrine, les membres, le fourreau, les mamelles sont les régions du corps où les tumeurs œdémateuses se développent ordinairement.

Contre l'œdème :

1° Saignée générale, ou ventouses scarifiées sur la tuméfaction, si elle est bornée à un petit espace ;

2° Appliquer ensuite sur cette même partie le cataplasme suivant composé de :

Poudre aromatique,	2 poignées.
Poudre d'écorce de chêne,	2 —
Poudre d'alun,	60 gram.
Vin rouge,	suffis. quantité.

Mêlez les poudres avec le vin, et renouvelez autant que besoin sera.

Ou bien :

Frictions fréquentes avec l'eau-de-vie camphrée, ou celles faites avec le liniment excitant ainsi formulé :

Pr.: Huile camphrée,	125 gram.
Teinture de cantharides,	60 —

Essence de térébenthine,   60 gram.
Ammoniaque liquide,   30 —

Mêlez et enfermez ce mélange dans un vaisseau bouché. (Agitez chaque fois).

3° Administrez de temps à autre le purgatif prescrit, page 74, n° 3 ;

4° Faire prendre matin et soir à la bête malade six litres de décoction de chiendent additionnée toutes les fois de 60 grammes de sel de nitre.

OPHTALMIE.

On désigne sous ce nom toutes les affections inflammatoires du globe de l'œil, avec rougeur de la conjonctive. Cette maladie peut affecter un seul œil ou les deux yeux à la fois. L'ophthalmie qui a son siége dans les parties essentielles de l'organe visuel est appelée *interne ;* celle, au contraire, qui réside sur les points accessoires de l'œil, porte le nom d'*externe* ou *conjonctivite* (inflammation de la conjonctive). Les causes principales de l'ophthalmie sont l'action d'une vive lumière, la présence de corps étrangers dans l'œil, des liquides corrosifs, l'action des vapeurs irritantes, les violences extérieures, les contusions, etc. Elle est caractérisée par le prurit, la douleur, la chaleur, la rougeur et quelque-

fois le gonflement de la conjonctive, le larmoiement, la vision douloureuse, souvent im-
possible. L'ophthalmie est aiguë ou chronique.

Contre l'ophthalmie à l'état aigu :

1° Dès le principe, saignée de la jugulaire
du côté de l'œil affecté, et sangsues sur les
parties voisines de cet organe, comme aux
tempes et au dessus des salières ; garantir ensuite celui-ci des courants d'air, et de l'action
directe de la lumière au moyen d'un morceau
d'étoffe de couleur verte ;

2° Laver plusieurs fois par jour la surface
des paupières et de l'œil avec l'eau tiède de
plantain rendue calmante par un peu de laudanum ;

Ou mieux :

Pr.: Eau distillée de mélilot,   300 gram. ⎤
     Chlorure d'oxyde de sodium,   2 —

Mêlez. Quelques gouttes instillées cinq ou
six fois par jour, entre les paupières.

3° Frictions sur le globe oculaire et sur les
arcades sourcilières avec la pommade suivante :

Pr.: Onguent napolitain,   4 gram.
     Extrait de belladone,   8 —
     Axonge,   45 —

Mêlez exactement.

4° Purgatif aloétique prescrit, p. 167, n° 3 ;

5° Séton au cou ;

6° Régime : rations alimentaires données en plus ou en moins grande quantité selon l'intensité du mal, boissons blanches nitrées, frictions fréquentes sur tout le corps de l'animal avec le bouchon de paille et des couvertures d'écurie.

Contre l'ophthalmie à l'état chronique :

1° Employer l'un ou l'autre des collyres dont les formules suivent :

N° 1.

Pr. : Eau distillée,   96 gram.
     Nitrate d'argent cristallisé,   15 centigr.

Faites la solution. Matin et soir deux ou trois gouttes, entre les paupières, avec les barbes d'une plume.

N° 2.

Pr. : Eau distillée de roses,   1/2 litre.
     Sulfate de zinc,   2 gram.
     Sulfate d'alumine,   2 —

Dissolvez les sels dans l'eau et ajoutez :

     Alcool camphré,   8 gram.

Employez froid par le moyen des compresses placées sur l'œil ou les yeux malades.

2° Pr.: Oxyde rouge de mercure,   4 gram.
Oxyde de zinc,   4 —
Sulfate d'alumine calciné,   4 —
Deuto-chlorure de mercure,   5 décigr.
Axonge ou cérat,   30 gram.

Broyez les quatre premières substances sur le porphyre ; après les avoir réduites en poudre impalpable, ajoutez l'axonge ; continuez à porphyriser jusqu'à ce que vous ayez un mélange très homogène.

Appliquez une très petite portion de cette pommade sous la paupière inférieure de l'œil, et frottez-la légèrement avec le doigt. Réitérez le pansement tous les jours.

3° Purgatif avec l'aloès comme ci-dessus, n° 4° ; le renouveler au besoin.

PAROTIDITE.

Inflammation du tissu propre de la parotide ou du tissu cellulaire et des ganglions lymphatiques qui avoisinent cette glande. Les causes qui y donnent lieu sont le changement de température, un courant d'air froid, un coup, une violence extérieure, etc. La chaleur, la douleur, le gonflement de la partie et la difficulté de la mastication sont les symptômes de cette affection assez fréquente chez les grands animaux domestiques.

Contre la parotidite :

1° Saignée générale et sangsues appliquées sur la partie affectée, si l'inflammation est très intense ;

2° Boisson blanche avec addition de nitrate de potasse ;

3° Cataplasmes et lavements émollients souvent renouvelés ;

4° Onctions répétées avec la pommade de peuplier ;

5° S'il y a *fluctuation,* donner issue à la matière à l'aide du bistouri ; si, au contraire, il y a *induration,* appliquer le bouton de feu, ou bien frictionner avec l'onguent résolutif prescrit, page 49, n° 2 ;

Régime : diminution dans les aliments.

PÉRIPNEUMONIE.

Inflammation du parenchyme ou texture du poumon, caractérisée par une douleur profonde et fixe, avec toux, écoulement nasal, et gêne extrême dans la respiration. La *pneumonie contagieuse* du gros bétail, connue vulgairement sous le nom de *murie,* est une affection redoutable qui, l'expérience l'a appris, se transmet des malades aux animaux bien portants logés dans la même étable ou pâturant dans le même herbage. Elle est rarement curable. Les bêtes qui en sont atteintes doivent être tuées pour en utiliser la chair, qui peut être mangée sans inconvénient pour la santé des hommes. L'autorité municipale devra interdire la vente pour le commerce des bêtes encore saines, mais *soupçonnées contagiées*, qui ont habité la même étable ou pâturé dans le même herbage. Malheur au cultivateur qui achète une *bête contagiée*, si elle est atteinte de la pneumonie parmi les bœufs ou les vaches en bonne santé, le plus grand nombre, sinon tous, seront successivement affectés de cette terrible maladie.

Observation importante.

Comme toutes les maladies contagieuses portent toujours des préjudices considérables à l'agriculture, ainsi qu'à la fortune des cultivateurs, on ne saurait trop prendre de précautions pour les éviter ou pour en arrêter autant que possible les progrès. Dans ce double but, il faut recourir aux *chlorures* comme moyen désinfectant, ou comme préservatif de l'infection. Ainsi, quand il s'agit de désinfecter une écurie, une étable, une bergerie, etc.,

8.

il faut employer le *chlorure de chaux*, par exemple, à la dose de 500 grammes dans un seau d'eau de 12 litres environ. On lave avec cette eau, à l'aide d'une forte brosse de chiendent et d'un balai, les murs, le sol et le plafond, ainsi que les mangeoires, râteliers, etc. Ce chlorure liquide pénètre, détruit les émanations animales, et neutralise en même temps les miasmes putrides qu'elles contiennent. Après cette première opération, il faut laver à grande eau toutes ces parties pour entraîner ces divers corps étrangers.

Si l'on emploie le chlorure que comme préservatif, il suffit d'en mettre 125 grammes par seau d'eau. L'expérience a prouvé qu'en arrosant avec cette solution, tous les huit ou quinze jours, les lieux destinés à réunir une plus ou moins grande quantité d'animaux, on prévient un grand nombre de maladies.

PÉRITONITE.

Inflammation partielle ou générale du péritoine (membrane séreuse qui tapisse la cavité abdominale, se prolonge sur la plupart des organes contenus dans cette cavité, les enveloppe en totalité ou en partie, et maintient leurs rapports respectifs au moyen de nombreux prolongements et de replis ligamenteux). Cette affection, peu grave chez le bœuf et le mouton, mais souvent funeste chez le cheval, reconnaît pour causes l'habitation dans des lieux humides et froids, le passage brusque du chaud au froid ; les coups, les chutes sur l'abdomen, les plaies de cette cavité, les épanchements de sang, de pus, d'urine, de matières fécales, de bile dans le ventre. Les signes caractéristiques de cette inflammation sont un frisson vague, qui bientôt est remplacé par une chaleur plus ou moins forte ; le ventre devient douloureux à la plus légère pression ; l'animal reste debout, les quatre membres rapprochés le plus possible du centre de gravité ; la colonne vertébrale est voussée en contre-haut ; les extrémités sont froides ; la respiration est très difficile ; enfin le pouls est dur et concentré.

Contre la péritonite :

1° Petites saignées souvent répétées des veines jugulaires, et vésicatoires camphrés aux parties latérales du ventre ;

2° Cataplasmes adoucissants appliqués chauds sur la région des reins, et vapeurs émollientes dirigées sur toute la surface de l'abdomen ;

3° Frictions sur cette partie, deux ou trois fois par jour avec :

Pommade mercurielle double,
Axonge ou cérat opiacé, } de chaq. parties égales.

Mêlez.

4° Passer le lavement qui suit :

Pr.: Décoction de graine de lin, 2 litres.
Huile ordinaire, 125 gram.
Teinture d'opium, 30 —

Mêlez et administrez tiède en une dose.

5° Pr.: Crème de tartre, 30 gram.
Sel de nitre, 30 —
Gomme en poudre, 125 —

Mêlez et divisez en deux paquets. Dissolvez chaque paquet dans un litre d'eau chaude, et faites prendre soir et matin.

6° Boisson préparée avec la racine sèche de guimauve ou la semence de lin, additionnée chaque fois de deux poignées de farine d'orge ;

7° Régime : diète absolue :

Nota. — La métro-péritonite ou l'inflammation simultanée de la matrice et du péritoine, qui se déclare ordinairement entre le deuxième et le cinquième jour après le poulinement ou le vélage, se traite par les mêmes moyens curatifs que la métrite et la péritonite (*voy.* ces mots). C'est une double affection où les symptômes réunis s'aggravent mutuellement.

PHLEGMON.

Inflammation du tissu cellulaire, soit sous-cutané, soit inter-musculaire. Le phlegmon peut se développer dans toutes les parties qui contiennent une certaine quantité de ce tissu. Ses causes les plus communes sont des coups, des chutes, des piqûres, des contusions, des corps étrangers introduits dans les organes, etc. La maladie s'annonce par une tuméfaction circonscrite, dure, douloureuse, pulsative, dont la rougeur est variable suivant que l'inflammation est plus ou moins profonde. La chaleur et la douleur vont en augmentant ; bientôt la tumeur s'amollit et devient fluctuante au sommet, là où le pus se forme d'abord et où la peau s'amincit peu à peu, devient d'un rouge livide et s'ouvre pour donner issue à une quantité plus ou moins considérable de pus.

Contre le phlegmon :

1° Dès le début, saignées et sangsues sur le point enflammé ;

2° Emploi des moyens curatifs prescrits contre l'*abcès chaud,* page 6 ;

3° Régime : diète légère et boisson délayante nitrée.

PIÉTIN.

Affection particulière à l'espèce de la brebis, qui débute par une inflammation du tissu réticulaire de la partie supérieure et interne de l'onglon, avec décollement de la corne, désunion de la paroi et des parties qu'elle recouvre, et suintement léger d'une humeur d'apparence oléagineuse. Le piétin, transmissible par contagion, attaque quelquefois les troupeaux entiers. Ses causes sont encore inconnues.

Contre le piétin :

Pr. : Alun calciné,   2 parties.
     Vert-de-gris,   1/2 —
     Camphre,   1/2 —
     Onguent populéum,   8 —

Réduisez les trois premières substances en poudre fine, et incorporez-les dans l'onguent. Après avoir nettoyé et lavé l'ulcère avec l'*eau chlorurée*, recouvrez-le avec une petite quantité de cet onguent, que vous maintiendrez avec un tampon d'étoupes assujetti par un bandage.

Ou bien :

Pr.: Vinaigre blanc,   72 parties.
     Deuto-sulfate de cuivre,   10 —
     Acide sulfurique à 66°,   12 —

Pulvérisez le deuto-sulfate de cuivre que

vous ferez dissoudre dans le vinaigre, et ajoutez ensuite l'acide sulfurique. Passez les barbes d'une plume sur la partie malade, après avoir enlevé la corne ; et sans autre précaution, mettez l'animal en liberté.

PLAIE.

On appelle plaie toute solution de continuité produite aux parties molles par une violence extérieure ou des coups déchirants, dilacérants, piquants, tranchants ou contondants. Elle peut être accompagnée de meurtrissure des tissus, d'hémorrhagie, de déchirures, de fractures, de la sortie des organes contenus dans le ventre ou dans la poitrine. La plaie est *simple*, *profonde* ou *contuse*.

Pour la plaie simple :

Si la plaie est récente et n'intéresse que la peau et les chairs, la nettoyer alors sans la frotter avec de l'eau fraîche aiguisée d'un peu d'eau-de-vie ; appliquer à sa surface un petit bandage dans le but de l'abriter du contact de l'air et de prévenir tout frottement contre les corps étrangers. L'eau salée, l'urine, les onguents divers que les cultivateurs emploient généralement dans ce cas, sont plus nuisibles qu'utiles.

Pour la plaie profonde :

Si la plaie est profonde et laisse échapper beaucoup de sang, mouiller de la filasse dans l'eau-de-vie faible et l'introduire dans le fond de la plaie, de manière à produire un tamponnement qui, comprimant le vaisseau ou les vaisseaux ouverts, arrêtera l'hémorrhagie. Ce tamponnement, il sera bon de le maintenir avec des points de suture :

Pour la plaie contuse :

Si la plaie est compliquée avec la contusion, éponger aussitôt et nettoyer la partie contusionnée, puis la bassiner souvent avec de l'eau froide dans laquelle on ajoute du sel de cuisine, soit de l'eau-de-vie, soit du vinaigre. Si on le peut, l'entourer de linges mouillés avec l'eau préparée de Goulard. Douze à quinze heures après, frictionner la partie meurtrie et gonflée avec l'eau-de-vie camphrée ou les eaux spiritueuses dites vulnéraires.

Nota. — Les plaies grandes, profondes et sinueuses, celles qui suppurent depuis fort longtemps, qui intéressent les os, les articulations, comme aussi celles qui pénètrent dans l'intérieur du ventre ou de la poitrine, seront le plus vite possible opérées et convenablement pansées par un homme habile.

PLEURÉSIE.

Inflammation d'une ou des deux membranes séreuses qui tapissent chacune un des côtés internes de la poitrine et se réfléchissent ensuite sur le poumon. Les causes qui peuvent produire cette maladie toujours très grave, sont les coups, les plaies, les chutes sur la poitrine, les efforts violents, les changements atmosphériques, la suppression de la transpiration cutanée, l'ingestion d'eau très froide dans l'estomac. La pleurite s'annonce par des frissons, des sueurs générales ou partielles, de la fièvre, des coliques légères qui portent les animaux à regarder leurs flancs. A ces symptômes se joignent bientôt une inspiration courte et une expiration grande et prolongée ; la toux est rare, douloureuse et comme avortée ; le pouls est dur et serré ; les parois externes de la poitrine sont sensibles, l'animal porte sa tête le plus haut possible afin de respirer plus librement.

Contre la pleurésie :

1° Saignée réitérée des jugulaires, ou ventouses scarifiées sur les côtes ;

2° Boisson gommeuse chaude avec addition de miel ou de sel de nitre ;

3° Fomentation ou cataplasme d'espèces émollientes, appliqué chaud et souvent renouvelé sur les surfaces latérales de la poitrine ;

4° Plus tard, lorsque la douleur locale, la fièvre et la gêne de la respiration sont diminuées, séton ou mieux larges vésicatoires camphrés sur ces mêmes parties ; garantir celles-ci de tout refroidissement, et tenir l'animal constamment couvert ;

5° Pr.: Poudre adoucissante avec le kermès, 185 gr.
     Miel ou mélasse, 500 gr.

Mêlez et administrez en trois doses dans la journée : réitérez au besoin d'après l'état du malade.

6° Régime : diète absolue.

POURRITURE DU MOUTON.

Maladie des bêtes à laine, du genre de celles qu'on appelle froides et chroniques, non contagieuse, mais assez constamment épizootique ou enzootique. Elle est *primitivement* due à l'irritation de la membrane muqueuse gastro-intestinale, et par réaction sympathique à celle des membranes séreuses elles-mêmes. Fort dangereuse et très commune, détruisant en général une très grande partie ou la totalité des troupeaux qu'elle attaque, la pourriture se caractérise à l'extérieur par la pâleur et la lividité des gencives, les yeux ternes et humides, un gonflement sous le menton, un épanchement de sérosité dans la poitrine ou le ventre, la désorganisation du foie, avec développement de vers, nommés *douves* ou *fascioles*, dans les canaux biliaires ou excréteurs du foie et dans les organes voisins. L'humidité froide, l'eau saumâtre, stagnante, impure ou corrompue, les aliments sans sucs ni saveur, fermentés, ou altérés d'une manière quelconque ; le défaut d'air extérieur et de lumière dans les bergeries, sont les causes principales de cette affection si préjudiciable.

Contre la pourriture du mouton :

1° **Pr.:** Baies de genièvre,   6 parties.
        Racine de gentiane,   10   —
        Farine de froment ou d'orge, 6   —
        Oxyde brun de fer porphyrisé, 4   —

Réduisez ces substances en poudre et passez-les au tamis de crin fin. La dose de cette poudre est d'une forte pincée que vous mêlez dans une poignée de son, et que vous faites manger tous les matins au mouton ; augmentez cette dose tous les deux jours, jusqu'à quatre pincées ou 15 gram., que vous continuez pendant tout le temps que dure le traitement.

2° Boisson blanche tiède avec addition de sel commun, ou de sel de nitre en petite quantité, ou sulfate de fer dissous dans l'eau (30 à 60 grammes de sulfate par seau de ce liquide) et mêlé dans le son ou aspergé sur le fourrage.

Nota. — Le traitement de la pourriture étant impraticable dans la pluralité des cas, le plus court moyen, quand elle se déclare, comme le plus profitable aux propriétaires, c'est de livrer les bêtes à la boucherie; elles ne présentent aucun danger pour la consommation; la viande en est lavée, peu ou point succulente, mais non malsaine; elle n'est pas très bonne, mais elle n'est pas d'un usage dangereux. Lorsque la maladie est poussée à son dernier degré, la viande des bêtes n'est ni vendable ni mangeable; dans ce cas, qui est bien de la police sanitaire, on trouverait difficilement des acheteurs et encore moins des consommateurs. Lorsqu'après l'acquisition d'un troupeau, dans lequel il se trouve quelques moutons affectés de la pourriture, le meilleur parti que puisse prendre le propriétaire, est de soumettre son troupeau à l'engrais pour s'en défaire en temps utile.

POUSSE.

On désigne sous ce nom un dérangement morbide des fonctions respiratoires par suite d'une ou plusieurs lésions organiques du cœur, du poumon, des bronches, ou des autres viscères thorachiques. La pousse, particulière peut-être à l'espèce chevaline, est caractérisée par l'essoufflement, par le battement des flancs, et particulièrement par une interruption du mouvement d'inspiration, de manière que celle-ci se fait en deux temps : c'est ce qu'on appelle le *soubresaut*, le *coup-de-fouet*, le *contre-coup*. La pousse vient aux animaux solipèdes, quand, avec beaucoup de repos, on leur donne des aliments trop échauffants, ou qu'on les fait boire tout échauffés, ou bien qu'on les a trop poussés. Dans tous les cas elle paraît peu susceptible de guérison. Les *bronchites chroniques*, si fréquentes dans l'espèce du cheval, sont la cause, sinon l'unique et exclusive, du moins la plus ordinaire de la pousse.

Nota. — Pour être sûr qu'un cheval est poussif, lorsque le flanc lui bat, il faut lui serrer le gosier près de la ganache et le faire tousser : si le son de la toux est sec, elle est de mauvais présage, et bien plus encore si elle est sèche et fréquente ; mais il n'y a pas beaucoup à craindre quand elle est suivie de quelque humidité.

Contre la pousse :

1° Petite saignée pratiquée de temps à autre ;

2° Faire prendre à l'intérieur le mélange prescrit, page 186, n° 5 ;

Ou bien :

Pr. : OEufs frais,   n° 12.
Vinaigre fort,   suffis. quantité.

Après avoir amolli la coque des œufs dans le vinaigre, faites-les avaler tous et tout entiers au cheval, les uns après les autres, avec le vinaigre ; couvrez-le bien ; promenez-le au pas pendant deux heures ; ensuite donnez-lui du son mouillé : réitérez ce remède s'il le faut.

3° Régime : diminution notable dans les rations d'avoine, son mouillé, paille de froment humectée et mélangée, s'il est possible, avec un peu d'herbe sèche des prés-bois ; quand la saison le permet, nourriture verte, ou, à son défaut, racines potagères, telles que navets, betteraves, ou carottes coupées par tranches et données à chaque repas ; eau blanchie avec la mouture d'orge ou de seigle et additionnée chaque fois de poudre d'aunée ou de soufre. Soumettre l'animal à un travail doux et modéré, comme celui des champs, et le laisser prendre quelques instants de repos après ses repas ; éviter qu'il ne soit en sueur et essoufflé lorsqu'il rentre, et ne lui offrir à manger, surtout à boire froid, qu'après qu'il est bien remis, et que toutes ses fonctions sont dans un état de calme.

RÉTENTION D'URINE.

Accumulation de l'urine dans la vessie ou dans quelque point du trajet qu'elle doit parcourir. La rétention à laquelle sont plus sujets le cheval et le bœuf, a plusieurs degrés : c'est

la *dysurie,* quand il n'y a que difficulté d'u-
riner ; la *strangurie,* quand l'urine sort goutte
à goutte, et l'*ischurie*, lorsque la miction n'a
plus lieu du tout. Dans ce dernier cas, la vessie se distend : l'urine continuant d'y abor-
der, la distension n'a de borne que celle de
l'extensibilité des fibres vésicales ; bientôt
celles-ci étant surmontées, le volume de l'organe devient considérable, et celui-ci très
douloureux.

Le cheval ainsi affecté se campe souvent
pour uriner, il se tourmente, s'agite, remue
la queue, piétine, ne se trouve bien nulle part,
essaie de se frapper le ventre avec les pieds
postérieurs, se couche et se relève par mo-
ments avec précipitation, étend les jambes,
bat des flancs, les regarde, plie le dos, se place
de nouveau pour uriner, et fait, pour y parvenir, des efforts aussi infructueux qué les
premiers.

Cette affection reconnaît pour causes principales les arrêts de transpiration, les contusions sur la région hypogastrique, les congestions sanguines dans les vaisseaux de la vessie,
l'irritation inflammatoire ou la paralysie de
cet organe ; les concrétions calculeuses, la
présence de caillots de sang ou de grumeaux
de mucosités arrêtés dans l'urètre, les callo-
sités et les rétrécissements de ce canal ; les
engorgements de la prostate (corps glanduleux

situé à la jonction de la vessie et de l'urètre),
les polypes ou autres tumeurs au voisinage de
la poche urinaire.

Contre la rétention d'urine :

1° Dès le début, pratiquer la saignée ;

2° Boisson préparée avec les semences de
lin et la racine d'althæa, puis additionnée de
miel ou de sel de nitre, ou de poudre de gomme arabique ;

3° Faire prendre à l'intérieur le breuvage
diurétique prescrit, page 64, n° 3 ;

4° Passer le lavement adoucissant indiqué,
page 64, n° 4 ;

5° Bains de vapeur (en voir le mode d'administration, page 16, n° 1) ;

6° Donner issue à l'urine à l'aide de la
main ; celle-ci étant huilée, on l'introduit par
l'anus, puis on l'applique en avant de la saillie
formée par la vessie, et on ramène cet organe
d'avant en arrière en exerçant sur lui une
douce pression.

SANG DE RATE.

Maladie des bêtes à laine, qui consiste en une surabondance de sang survenue subitement, en une accumulation soudaine de ce liquide dans les vaisseaux, et principalement dans le parenchyme ou substance propre de la rate. Cette affection enzootique et de courte durée attaque les moutons les plus vigoureux, les plus gras et les plus beaux ; une nourriture trop abondante, l'exposition prolongée de ces animaux aux ardeurs du soleil, et l'atmosphère miasmatique des bergeries en sont les causes déterminantes les plus connues.

Contre le sang de rate :

1° Boisson avec le sel de cuisine ou le sel de nitre ;

Ou mieux :

Pr.: Sulfate de fer,   30 à 60 gram.
Eau ordinaire,   1 seau.

Faites la solution et administrez.

2° Émigration des troupeaux.

SQUIRRHE.

Tumeur dure, presque toujours unique, peu sensible à la pression, traversée de loin en loin par des douleurs vives et rapides, se montrant sans cause appréciable, siégeant le plus souvent dans les organes glanduleux, les mamelles par exemple, faisant peu de progrès, offrant quand on l'incise, une agglomération de lobules (découpures arrondies) réunis par du tissu cellulaire entre lesquels apparaît encore le tissu propre de l'organe. La consistance du squirrhe varie, depuis celle de la couenne de lard, avec laquelle ce tissu anormal a été justement comparé, jusqu'à une dureté voisine de celle des cartilages ; il offre une certaine transparence, une couleur d'un blanc grisâtre ou bleuâtre.

A mesure que le squirrhe fait des progrès, les traces de tissus disparaissent, et la tumeur ne présente plus qu'une masse homogène (de même nature), criant sous le scalpel et conservant à peine quelques vestiges de son organisation primitive. Le squirrhe prend alors le nom de *cancer*. Les violences extérieures, telles que les contusions médiocres, les frottements ou compressions longtemps et fréquemment réitérés, les applications de substances irritantes et notamment les topiques dits répercussifs, appliqués inconsidérément sur les organes glanduleux enflammés, sont les causes occasionnelles qu'on peut regarder comme susceptibles de donner lieu à son développement.

Contre le squirrhe :

1° Dès que la tumeur est reconnue squirrheuse, recouvrir sa surface de l'emplâtre de ciguë, ou bien :

Pr.: Mie de pain,	250 gram.
Carottes râpées,	250 —
Poudre de ciguë,	30 —
Poudre de camphre,	15 —

Faites cuire ensemble les trois premières substances, et formez-en un cataplasme que vous saupoudrerez avec le camphre ; appliquez et renouvelez.

2° Frictions résolutives exercées, soir et matin, avec l'une ou l'autre des pommades indiquées, page 49, n° 2 ;

3° Si ces premiers moyens échouent, cautériser alors la masse squirrheuse par la *pâte arsenicale de Côme,* ou *celle de Canquoin,* ou bien, si le squirrhe est opérable, l'extirper par le bistouri, à l'aide duquel on pratique une simple incision quand la tumeur est peu volumineuse, et une incision cruciale lorsque beaucoup de tissus se trouvent lésés ; puis on panse avec des gâteaux de charpie imbibés de teinture d'iode.

Nota. — Lorsque la tuméfaction squirrheuse est située dans une partie sur laquelle l'opération présente *sûrement* quelque danger, il est prudent de ne point la tenter, d'autant plus que la bête qui est atteinte de la maladie peut souvent continuer de travailler encore longtemps, sans que cela nuise d'une manière bien sensible aux services qu'on est dans le cas d'exiger d'elle.

SUROS.

On appelle ainsi une tumeur osseuse qui se développe quelquefois à la surface des os du canon et du genou de devant du cheval, et qui dépend de l'os même, auquel elle est très adhérente et paraît surajoutée comme un os nouveau ; quand le suros est d'une forme oblongue, allongée, et située entre les deux tendons et le canon, il prend le nom de *fusée* ; quand il y a un suros placé de chaque côté du canon, vis-à-vis l'un de l'autre, on le nomme *suros double* ou *chevillé* ; il est un peu plus à craindre que le précédent.

Contre le suros :

Cette maladie, de même nature que la

courbe (*voy*. ce mot), exige, la saignée exceptée, le même traitement.

Nota. — Comme l'exostose dont il vient d'être question, malgré les moyens résolutifs les mieux combinés, demeure presque constamment dans le même état, il vaut mieux, si elle n'est le siége d'aucune douleur, et n'apporte aucune gêne dans le mouvement de la partie, l'abandonner à elle-même.

TÉTANOS OU MAL DE CERF.

Maladie nerveuse du cheval caractérisée par la rigidité, la tension convulsive et involontaire des muscles, et plus particulièrement des extenseurs ; état de crampe ou de convulsion qui se maintient pendant un laps de temps indéfini et produit une immobilité absolue, que ni la volonté de l'animal ni les efforts d'autrui ne sauraient vaincre. Le tétanos est dit *général* quand il affecte tous les muscles à la fois, et *partiel* quand seulement quelques-uns sont attaqués. Les causes de cette névrose terrible sont les refroidissements subits, les habitations froides et humides, les plaies ou blessures et les coups violents.

Contre le tétanos :

1° Saignée générale réitérée, et ventouses scarifiées appliquées en grand nombre à la partie supérieure et le long du rachis (colonne vertébrale);

2° Bains généraux de vapeurs émollientes souvent réitérées (en voir le mode d'administration, page 16, n° 1), et en même temps affusions redoublées d'eau très froide sur la tête; après essuyer le malade, le sécher, le bouchonner, et continuer de le tenir couvert, dans un lieu chaud où l'air puisse circuler;

3° Pr.: Racine de valériane,	30 gram.
Têtes de pavot blanc,	30 —
Camphre purifié,	8 —
Huile empyreumatique animale,	12 —
Nitrate de potasse,	15 —
Ether sulfurique,	30 —

Faites bouillir les têtes de pavot dans une suffisante quantité d'eau pour avoir un litre de décoction; ajoutez la valériane que vous laisserez infuser une demi-heure; passez et ajoutez dans la colature le camphre et l'huile empyreumatique, après avoir divisé ces substances dans un mortier avec deux jaunes d'œufs, ensuite le nitrate de potasse et l'éther. Mêlez le tout bien exactement, et administrez au cheval en une dose ou en deux, à une heure d'intervalle. Dans ce dernier cas, il faut que la décoction soit d'un litre et demi.

4° Pr. : Feuilles de jusquiame noire ou
      de morelle,   185 gram.
      Eau simple,   2 lit. 1/2.

Après avoir fait la décoction de la jusquiame ou de la morelle et l'avoir passée, ajoutez :

      Huile camphrée,   125 gram.
      Teinture d'opium ou d'assa-fœtida, 30 —

Mêlez et administrez ce *lavement* en une dose. Réitérez selon l'urgence du cas.

4° S'il s'agit d'un tétanos coïncidant avec l'existence de plaies ou blessures graves, donner dans ce cas une attention particulière à l'état de ces plaies, se hâter de faire les débridements qu'elles peuvent nécessiter, de les débarrasser des corps étrangers, et d'en opérer la réunion immédiate.

THROMBUS.

Tumeur dure, circonscrite, arrondie, qui se forme quelquefois, après une saignée, principalement après celle faite à la jugulaire, par du sang épanché et grumelé aux environs de l'ouverture de la veine ; accident qui arrive lorsque l'ouverture de la veine ne répond pas à celle de la peau, lorsqu'un peu de tissu cellulaire s'y présente ou que le vaisseau a été percé de part en part.

Contre le thrombus :

1° Lotionner souvent la tumeur avec de l'eau végéto-minérale, ou exercer sur elle une légère compression par des compresses trempées dans de l'eau salée ou de l'alcool camphré avec addition de sel ammoniac, ou de couperose verte ;

2° Si la résolution se fait attendre, appliquer alors le bouton ou pointe de feu sur le thrombus, puis chaque jour panser avec l'onguent populéum ;

3° Régime : pour toute nourriture, substances farineuses délayées dans l'eau.

TRANCHÉE ROUGE.

Inflammation sur-aiguë qui a son siége dans les intestins, et qui est causée par l'afflux exagéré du sang dans ces organes. Les chevaux soumis à des travaux pénibles et mangeant beaucoup d'avoine, de même que ceux qui sont fortement nourris dans les fermes avec des vesces et des gesses, y sont particulièrement exposés. Cette maladie attaque le cheval tout à coup, soit avant ou après le repas, souvent pendant le travail, quelquefois aussi après s'être abreuvé à discrétion et tout d'un trait d'eau froide et crue, surtout de celle nouvellement tirée du puits. La maladie s'annonce par des coliques violentes et continues, pendant lesquelles l'animal n'éprouve aucun moment de repos. Il se jette à terre, se roule et essaie de se tenir sur le dos. Sa respiration est fréquente et courte, ses naseaux sont dilatés et ses yeux hagards. Son pouls, qu'il importe surtout de consulter, devient toujours *plein* et *élevé*. Son ventre n'est point météorisé. Les lavements qu'on lui donne sont promptement rejetés sans entraîner de matières excrémentitielles.

Contre la tranchée rouge :

1° Dès le début, saigner le cheval de 4 à 5 kilogram., et parfois réitérer cette saignée ;

2° Lui donner à l'intérieur un litre d'infusion à peine tiède de fleurs de tilleul dans laquelle on ajoutera 15 à 30 grammes de vin d'opium, ou, à son défaut, 250 grammes de bonne huile d'œillette, et réitérer l'administration de ce breuvage si les coliques ne se calment point ;

3° Frictionner vigoureusement le corps et les membres avec des bouchons de paille préalablement trempés dans l'essence de térébenthine ou du vinaigre très chaud ;

9.

4° Pr.: Lavement émollient,   2 litres.
       Huile de noix ou d'œillet,   125 gram.

Mêlez et administrez tiède en une seule dose. Réitérez jusqu'à cessation des douleurs.

5° Promener constamment l'animal.

ULCÈRE.

On donne généralement ce nom à une solution de continuité des parties molles, plus ou moins ancienne, accompagnée d'un écoulement de pus et entretenue par un vice local ou par une cause interne. La peau et les membranes muqueuses sont les deux tissus où se montrent le plus souvent les ulcères ; mais il peut en exister aussi dans des tissus plus profondément situés. On en a trouvé dans le cœur, dans les artères, dans les veines; on en observe surtout dans le poumon. Les plaies ulcéreuses ont quelquefois l'aspect de plaies simples; dans d'autres cas, elles ont une nuance blafarde, hideuse, sécrétant un liquide sanieux et fétide, ont des bords calleux, durs et épaissis, et donnent lieu à des fistules difficiles à guérir.

Contre l'ulcère :

1° Cautériser l'ulcère avec la pierre infernale, ou le nitrate acide de mercure, puis l'oindre avec le baume d'Arcœus ou celui de Geneviève, et le recouvrir ensuite de compresses imbibées de l'un ou de l'autre de ces baumes;

2° Si le fond et les bords de l'ulcère paraissent durs et calleux, les saupoudrer deux fois par jour, avec un peu de précipité rouge, et les panser ensuite avec l'onguent basilicum jaune, ou les bassiner avec de l'eau de chaux;

3° Administrer à l'intérieur la poudre tonique dite *cordiale,* dont la formule se trouve, page 34;

4° Purger de temps en temps avec :

Aloès des Barbades,	30 gram.
Miel ou mélasse,	125 —
Eau commune,	1 litre.

Dissolvez l'aloès dans l'eau tiède; ajoutez le miel; faites prendre au cheval et au bœuf le matin à jeun, en une seule dose.

Nota. — Comme purgatif ordinaire, l'aloès ci-dessus s'administre à la dose de 1 gramme à 4 grammes pour les petits animaux.

VERMINE.

On désigne sous ce nom particulièrement les poux, genre d'insectes aptères (sans ailes) de la famille des *parasites*. Ces insectes nuisibles et incommodes, vivant à la surface de la peau des animaux, doivent leur existence à une maladie ou à la malpropreté ; ils attaquent de préférence les animaux jeunes et vieux dans un état débile.

Contre la vermine :

1° Après avoir, s'il en est besoin, coupé le poil des parties où les poux se sont développés, les frotter, matin et soir, avec la pommade mercurielle simple (onguent gris) ; ou bien :

Pr.: Beurre ou non salé,	500 gram.
Tabac en poudre,	30 —
Fleurs de soufre,	30 —

Faites fondre le beurre, et après l'avoir retiré du feu, incorporez-y, en remuant toujours, le tabac et le soufre.

2° Faire précéder chaque nouvelle application de l'une ou de l'autre de ces pommades, par des lotions avec une décoction de tabac ou de semence de staphisaigre ; puis, hors le temps des repas, tenir l'animal muselé afin qu'il ne puisse point se lécher ;

3° Faire évacuer avec le purgatif aloétique prescrit dans le traitement de la maladie précédente sous le n° 4.

VERS INTESTINAUX OU ENTOZOAIRES.

Animaux invertébrés (sans échine) sans vaisseaux sanguins ni système nerveux apparent, et dont le corps est aplati, cylindrique ou vésiculeux. Leur caractère commun est de n'exister que dans l'intérieur des autres animaux. Ils se développent spontanément, se forment de toutes pièces non seulement dans les cavités naturelles, comme celles des membranes et des intestins, mais même dans l'intérieur et le tissu des organes. Les espèces qui se développent dans ces derniers lieux sont ordinairement renfermées dans des kystes. En général, les signes qui dévoilent la présence des vers dans l'intestin sont faciles à saisir : le cheval éprouve des coliques, qui disparaissent d'elles-mêmes et reparaissent par accès plus ou moins violents ; il se frotte fréquemment à l'origine de la queue et à la lèvre supérieure ; il cherche avec avidité les substances salées. Les bêtes à cornes et à laine cessent de ruminer ; elles ont un appétit vorace et dépravé ; elles éprouvent des météorisations passagères et répétées. Chez tous les animaux, les entozoaires amènent, par le temps, de la maigreur et quelquefois la mort.

Contre les vers intestinaux :

Outre les vermifuges employés pour la *colique vermineuse (voy.* ce mot), j'indiquerai, en ce lieu, les suivants ainsi formulés :

N° 1.

Pr.: Soufre sublimé,   6 parties.
     Mercure très pur,   2 —
     Poudre de racine de fougère,   6 —
     — de gentiane,
     — d'absinthe,   } de chaq. 2 —
     — de tanaisie,
     — d'aloès,

Combinez le soufre avec le mercure pour former un sulfure de mercure, d'après le procédé ordinaire, par la trituration : ajoutez ensuite les autres poudres.

Cette poudre s'administre au cheval et au bœuf à la dose de 60 grammes, mêlée dans le son ; on en forme aussi des bols avec le miel ou la mélasse ; il faut la réitérer plusieurs jours de suite. La dose pour le mouton est de 15 grammes mêlée dans une poignée de son.

N° 2.

Pr.: Mousse de Corse,
     Racine de fougère mâle,
     Sommités fleuries de tanaisie,   } de chaque 4 p.
     Rhubarbe indigène,
     Muriate de mercure doux porphyrisé,   1|4.

Réduisez les quatre premières substances en poudre, dans laquelle vous mêlez très exactement le mercure doux.

Même dose que ci-dessus pour le cheval et le gros bétail ; celle du mouton est de 12 à 15 grammes, qu'on administre dans une poignée de son frisé.

Contre le ténia ou ver solitaire (1) :

N° 1.

Pr. : Écorce de racine de grenadier en poudre, 60 gr.
    Eau chaude,   1 litr.

Après avoir laissé infuser la poudre dans l'eau pendant une heure et l'avoir agitée plusieurs fois, administrez au cheval en une dose ; réitérez pendant trois fois ce breuvage dans la matinée à une heure d'intervalle ;

---

(1) Genre d'entozoaires dont le corps, aplati en forme de ruban et composé d'un grand nombre d'anneaux articulés, a souvent plusieurs mètres de longueur. Il est terminé antérieurement par une tête très ténue, tuberculeuse, munie de quatre petits suçoirs, entre lesquels on observe, *chez quelques-uns*, une bouche ou trompe entourée d'une couronne de crochets rétractiles ; de là, la distinction de deux variétés du ténia : le ténia armé, ténia à longs anneaux ; et le ténia non armé ou ténia large. Le cou, d'abord filiforme, s'élargit peu à peu, et se continue ainsi avec le corps, dont la largeur varie depuis 1⁄4 de ligne jusqu'à 3 ou 4 lignes et plus.

laissez l'animal à la diète jusqu'au lendemain au matin, et vous le purgerez avec :

Aloès en poudre,   15 gram.
Semences de ricin non mondées,   n° 20.

Écrasez et divisez exactement les semences dans l'aloès à l'aide d'un mortier, et faites prendre dans un litre de décoction de fougère mâle.

N° 2.

Pr. : Fleurs de kousso pulvérisées,   60 gram.
Eau chaude,   1 litre.

Infusez quelques instants, puis faites avaler, en une seule fois, et la poudre et le liquide.

VERTIGE.

Altération des sens, mouvements désordonnés dûs à une inflammation des organes cérébraux, ou à une réaction au cerveau d'un autre organe primitivement lésé. Le vertigo, produit par une inflammation d'un ou de plusieurs organes du crâne, a reçu les noms de *vertige essentiel*, *fièvre ataxique* (ainsi appelée parce que dans cette affection le centre nerveux est spécialement attaqué et troublé) ; celui qui est le résultat d'une indigestion qui réagit sur la masse cérébrale porte le nom de *vertige abdominal* ou indigestion vertigineuse. Cette maladie, toujours très grave, a pour causes occasionnelles les plus ordinaires, les coups, les chutes sur le crâne, les fractures qui peuvent en être la suite; la présence d'une esquille ou autre corps étranger qui irrite directement le cerveau; l'insolation forte et prolongée; les travaux forcés, les courses violentes pendant les grandes chaleurs de l'été, surtout quand les animaux ont la tête du côté où le soleil darde. Le vertige réclame promptement les soins d'un artiste habile.

Contre le vertige :

1° Dès le principe de l'invasion, saignée réitérée de la jugulaire (cinq à six saignées dans les premières 24 heures); après celles-ci, s'il en est encore besoin, en pratiquer d'autres à la queue, en supprimant un ou deux nœuds de ce prolongement;

2° Douches ou affusions fréquentes d'eau très froide sur le sommet de la tête;

3° A l'intérieur, élixir calmant, p. 60, n° 3;

4° Lavement opiacé, page 60, n° 4;

5° Faire évacuer avec l'un ou l'autre des purgatifs drastiques prescrits, page 30, n° 5;

6° Séton, ou larges vésicatoires derrière les oreilles;

7° Régime : boissons blanches, tièdes et légèrement nitrées.

VESSIGONS.

Tumeurs molles, fluctuantes, ordinairement sans douleur, qui surviennent aux parties latérales du jarret, au dessus du boulet, et quelquefois au genou, par suite d'une inflammation aiguë ou chronique des membranes synoviales. Le cheval est le seul animal sur lequel on observe ces accidents, appelés plus particulièrement *vessigons* quand ils résident au jarret, et *molettes* quand leur développement a lieu au dessus et aux côtés du boulet. Les vessigons sont déterminés par les grandes fatigues, les efforts, les contusions, les chutes sur les articulations.

Contre les vessigons :

Mêmes moyens curatifs que ceux employés pour la *molette* (*voy.* ce mot).

Je termine l'histoire des maladies qu'il entrait dans mon plan de décrire et de traiter, en traçant, d'après un professeur distingué, quelques règles à suivre pour la conservation de la santé des animaux, en indiquant les remèdes les plus usités que tout cultivateur soigneux de son bétail doit faire entrer dans sa pharmacie domestique, enfin en signalant les vices ou maladies qui, dans les ventes et échanges des animaux, en opèrent, d'après la loi en usage, la rédhibition.

§ I. — HYGIÈNE.

1° *Travail*. — Le travail que l'homme est en droit d'exiger des animaux doit reposer sur leur âge (1), leur mode d'éducation, leur conformation et leur force musculaire. Le cheval de trait peut déjà être habitué au travail léger dès l'âge de trois ans et demi à quatre ans. Le cheval de selle peut aussi être dressé avant cet âge. En général, autant un travail modéré dans le jeune âge est propre à augmenter et à soutenir les forces musculaires du cheval, autant un travail excessif et prématuré est capa-

---

(1) Pour constater l'âge déjà avancé d'un cheval, voici, dit un observateur, la remarque qu'il importe de faire : quand cet animal est âgé de plus de neuf ans, une ride paraît au coin supérieur de la paupière inférieure, et chaque année une autre ride bien marquée se forme successivement ; ainsi, lorsqu'un cheval a trois rides à cette place, il est âgé de douze ans.

ble de l'affaiblir pour toujours, et lui faire contracter des maladies graves, telles que la gourme maligne, la fluxion périodique des yeux, les affections de poitrine, la fourbure, etc.

Les animaux adultes, les vieux même, peuvent supporter de longues courses, pourvu toutefois qu'ils soient bien nourris et bien soignés. Le nombre de kilomètres que l'on peut faire parcourir par jour à un cheval, soit au pas, soit au trot, varie selon le poids qu'il doit traîner ou porter, sa force, son âge et l'état bon ou mauvais de la route qu'il doit parcourir. En général, le cheval de gros trait, traînant 1,500 à 2,000 kilogr., ne doit parcourir que de 28 à 32 kilomètres par jour, et le cheval de trait léger, traînant 1,000 à 1,200 kilogrammes, de 24 à 28 kilomètres. Exiger davantage des chevaux, c'est vouloir les épuiser de fatigue et leur occasionner des maladies graves, telles que le tétanos, la fourbure, la morve ou le farcin. Sur une bonne route le cheval de cabriolet léger et le cheval de selle peuvent franchir par jour et sans se fatiguer la distance de 40 à 48 kilomètres.

Lorsqu'il s'agira de faire exécuter au cheval une course rapide et longue, il faudra d'abord le ménager en allant au petit trot pour le mettre en haleine, accélérer successivement son allure dans le milieu du trajet à parcourir, enfin le retarder afin d'arriver avec la même vitesse que l'on est parti. En général un cheval fatigue moins à marcher toujours d'une allure soutenue et uniforme que lorsqu'il chemine tantôt au pas, tantôt au trot, tantôt au galop.

Arrivé à l'écurie, le cheval devra trouver un espace suffisant pour se coucher et une épaisse litière. Il est utile de le bouchonner pour essuyer la sueur qui couvre la peau, et enlever la boue qui est attachée à ses membres et au ventre. En été, et lorsque le cheval n'aura plus chaud, on pourra le conduire à l'eau pour lui laver les jambes.

Le travail du bœuf de labour, comme celui du cheval, doit se proportionner à son âge, à sa constitution et à sa force musculaire ; il faut en fixer les heures ainsi que celles du repos.

2° *Aliments.* — Les aliments ordinaires du cheval sont la paille, le foin des prairies naturelles et artificielles, et l'avoine. La ration de ces aliments varie selon l'âge, la taille et le travail auquel l'animal est soumis. La paille de blé de bonne qualité et l'avoine doivent composer la ration du cheval de selle et de trait léger. Le fourrage provenant de prairies artificielles associé à la paille et au foin naturel, convient au cheval de labour. Le sainfoin, le trèfle, les vesces, les gesses, les pois, les fèveroles, donnés en paille et en grain, sont des aliments échauffants, très nourrissants et très sanguins, qu'il ne faut distribuer qu'avec beaucoup de discernement; car ils déterminent très souvent des maladies graves et mortelles. Le son farineux est un aliment qui peut être donné comme ration complémentaire; l'orge et le seigle macérés ne seront distribués qu'avec ménagement. Ces graines très nourrissantes causent souvent des indigestions et des fourbures rebelles. Pour conserver le cheval en bonne santé et exiger de lui un excellent service, son embonpoint devra être médiocre. Trop gras, il se fatigue, sue beaucoup pendant le travail et contracte des maladies aiguës rebelles; trop maigre, il manifeste peu d'énergie, se lasse vite et est promptement ruiné. Il faut donc éviter l'un et l'autre extrême. Toutefois le cheval recevra une ration d'autant plus forte qu'il travaillera davantage, c'est le seul moyen de réparer ses forces et de le maintenir en bonne santé.

La nourriture du bœuf, comme celle du cheval, est tirée des mêmes substances fourragères et se donne également en plus ou moins grande quantité selon l'âge, la grosseur et le travail de l'animal. Dans les temps de labour, le foin de meilleure qualité doit faire l'ordinaire de tous ses repas, dont la durée sera au moins d'une heure; et avant que de l'atteler, il sera bon de lui passer un picotin de son sec, ou mieux deux bonnes jointées d'avoine. Il ne faut point mener le jeune bœuf au labour pendant les grands chauds, les grands froids ou autres mauvais temps ; et quand on l'y conduit, on ne doit lui faire faire d'abord que des demi-journées et labourer des terres légères.

Au défaut de foin en été, on nourrit le bœuf d'herbe fraîchement coupée ou de fourrages artificiels mêlés, s'il est possible, avec de la paille d'avoine. En hiver, lorsqu'il est inactif, il suffit de le nourrir avec de la paille d'avoine ou celle de blé adoucie et un peu de foin préalablement bien secoué pour en chasser toute la poussière.

3° *Boissons.* — L'eau claire, fraîche, vive et légère, aérée, inodore, sans saveur particulière, celle surtout qui se renouvelle souvent par un cours non interrompu, qui dissout le savon sans grumeaux, bout facilement sur le feu sans se troubler ni former de dépôt et cuit parfaitement les légumes, est la meilleure boisson qui puisse être donnée aux bestiaux, et particulièrement au cheval, dont la constitution est délicate. Les eaux de fontaine et de citerne sont bonnes ; mais celles qui sont crues, très froides, terreuses ou chargées de sels calcaires (sulfate et carbonate de chaux) sont très insalubres. L'eau des puits étant ordinairement froide, lourde et pesante, il faut en corriger ou en modifier autant que possible la mauvaise qualité, en l'exposant plusieurs heures à l'air et même au soleil pour la mettre à la température de l'atmosphère ; on la bat et on l'agite plus ou moins longtemps pour y introduire l'air et la rendre plus légère.

L'eau noirâtre et verdâtre des mares qui n'ont qu'une médiocre profondeur, et qui ne se renouvelle que difficilement, ainsi que celle des ruisseaux ou petites rivières qui n'ont pas un cours régulier et constant, est toujours nuisible à la santé des animaux. Les chevaux, ainsi que les bœufs, seront abreuvés deux fois par jour en hiver, et trois fois en été. Lorsque le cheval a mangé sa ration de foin, il faut le faire boire, puis lui donner l'avoine. Cette sage attention prévient les indigestions. Il ne faut jamais laisser boire une grande quantité d'eau froide au cheval qui vient de courir, surtout s'il a très chaud. Cette ingestion cause fréquemment des coliques violentes. On peut toujours ajouter avec avantage du sel ordinaire, quelques poignées de son ou de farine dans l'eau que l'on donne aux animaux, et dans les grandes chaleurs un peu de vinaigre.

4° *Sel marin*. — Comme ce sel est un des corps de la nature les plus utiles et les plus propres à prévenir les dérangements des fonctions digestives chez les bêtes à cornes, le cultivateur ne peut trop insister sur son usage : il aiguise l'appétit, ranime l'énergie vitale, fait couler doucement la bile, pousse aux urines et tue les vers. Les chevaux le mangent en substance ; on le donne mêlé dans le son ou dissous dans l'eau blanche, au bœuf, au cheval et au mouton ; souvent on le dissout dans l'eau et on en asperge le fourrage qu'on leur donne au râtelier.

5° *Logements.* — Les logements des animaux devront être convenablement éclairés, aérés et chauds ; il est surtout utile que l'air puisse y être renouvelé par des courants d'air dirigés de bas en haut. L'espace à donner à chaque cheval pour le reposer doit être de 1 mètre 50 centimètres pour les petits, et de 1 mètre 80 centimètres pour les grands. Il faut que tous puissent se coucher à la fois, et au surplus étendre leurs membres pour bien les reposer.

6° *Soins de propreté.* — La propreté de la peau, facilitant les fonctions cutanées, est fort utile pour maintenir la santé des bestiaux et notamment celle du cheval et entretenir son énergie. L'étrille, toujours utile pour les bêtes à cornes, ne l'est rigoureusement que pour les chevaux communs, qui ont des poils longs et fourrés, et encore est-il bien préférable de tondre ces animaux que de les étriller. La brosse de chiendent et le bouchon de paille suffisent pour nettoyer convenablement la peau des chevaux fins. Le pansage devra être fait à l'écurie, surtout en hiver ; l'expérience ayant appris que les chevaux qui sont nettoyés à la porte de l'écurie, et notamment dans des courants d'air, contractaient fréquemment la morve et le farcin.

7° Tonte.—La tonte, convenablement faite, est une opération des plus utiles pour conserver la santé et la vigueur aux chevaux. Elle est en quelque sorte indispensable pour ceux qui sont lourds, gras, transpirant beaucoup pendant le travail, et dont la peau, garnie de poils longs et fourrés, reste presque constamment humide. Cette opération facilite le pansage avec la brosse et le bouchon, excite les sécrétions sudorifère et sébacée, et prévient ainsi les fréquents arrêts de transpiration qui déterminent des affections catarrhales. La tonte doit être faite au mois de novembre, et au besoin dans le courant de l'hiver.

Nota. — Comme dans le temps des récoltes les bêtes de somme sont toujours fort tourmentées par les *piqûres* des mouches, il faut, pour les en garantir, couvrir leur corps d'une grande toile ou oindre leur poil d'huile de laurier-rose. Ces moyens préviennent des échauffements dangereux.

§ II. — PHARMACIE DOMESTIQUE.

Puisque avec ce *Traité médico-pratique* chacun peut avoir son vétérinaire chez soi, pour ainsi dire, dans les circonstances pressantes, il faut aussi que chacun ait une pharmacie à sa disposition. Il est en effet un petit nombre de médicaments dont la collection, selon moi, doit se trouver dans toutes les familles agricoles, d'abord parce qu'ils sont d'un emploi fréquent, d'une utililé extrême, d'une efficacité éprouvée, d'un mode d'administration et d'un dosage faciles ; ensuite parce qu'ils peuvent se conserver longtemps sans s'altérer, indéfiniment même, pour la plupart, si on a soin de les tenir bien bouchés ou préservés de l'humidité. Ces médicaments sont, par ordre alphabétique, les suivants :

 1. Acide sulfurique (*poison*) ;
 2. Acide nitrique (*poison*) ;
 3. Alun calciné, *en poudre* ;
 4. Ammoniaque *ou* alcali volatil (*poison*) ;
 5. Deuto-nitrate acide de mercure liquide (*poison*) ;
 6. Eau d'Alibour (*poison*) ;
 7. Eau de Goulard ;
 8. Eau-de-vie camphrée ;
 9. Elixir stomachique et calmant ;
10. Ether sulfurique ;
11. Gentiane, *en poudre grossière* ;
12. Onguent basilicum ;

13. Onguent égyptiac ;
14. Onguent populéum ;
15. Onguent vésicatoire ;
16. Pavot blanc (*têtes*) ;
17. Quinquina, *en écorce et en poudre ;*
18. Sel d'Epsom ;
19. Sel de Glauber ;
20. Sel de nitre ;
21. Teinture d'aloès camphrée ;
22. Teinture d'opium alcoolique (*poison*);
23. Topique Boyer-Michel (1).

Avec ces seules substances (voir leurs propriétés et modes d'administration aux articles qui les concernent), on peut remplir une foule d'indications qui ne souffrent pas de retard. On peut cautériser les plaies venimeuses (*acides, ammoniaque*); réprimer les chairs fongueuses des plaies et des ulcères, arrêter l'écoulement de sang provenant de petits vaisseaux (*alun appliqué en poudre ou dissous dans l'eau*); cautériser les dartres rongeantes, les ulcères cancéreux de la peau (*nitrate acide de mercure*); nettoyer et déterger les plaies anciennes, les écoulements morbides; combattre les eaux aux jambes, les plaies sim-

---

(1) Ce liniment, déposé et vendu dans presque toutes les officines, d'après son auteur, remplace le feu sans traces de son emploi, sans interruption de travail et sans inconvénient possible ; il guérit toujours et promptement les *boiteries* récentes ou anciennes, les *entorses*, les *foulures, écarts, molettes, faiblesse des jambes*, etc.

ples, les écorchures, les crevasses et les malandres (*eau d'Alibour*); sécher les plaies superficielles, fomenter les contusions, les
meurtrissures (*eau de Goulard*); lotionner les
foulures, les entorses, les contusions, les
écarts, les atteintes, les luxations, etc.; rani-
mer les chairs, prévenir la putréfaction et la
gangrène (*eau-de-vie camphrée*); combattre
les coliques et les indigestions (*élixir calmant*); guérir les brûlures récentes, calmer
les contractions des muscles, faciliter les sécrétions, combattre les indigestions et les coliques ou tranchées de l'estomac, venteuses,
flatueuses, nerveuses et vermineuses (*éther
sulfurique*); relever ou exciter l'appétit, tuer
les vers (*gentiane*); faire mûrir les tumeurs
phlegmoneuses, exciter la suppuration des
plaies, des sétons et des vésicatoires (*onguent
basilicum*); déterger les ulcères fongueux,
ronger les chairs baveuses dans les plaies de
mauvais caractère (*onguent égyptiac*); calmer les inflammations et irritations du tissu
cellulaire, fibreux et musculaire; nourrir la
peau et guérir les crevasses (*onguent populéum*); pratiquer des exutoires (*onguent vésicatoire*); calmer les tranchées ou épreintes,
modérer les superpurgations (*têtes de pavot
blanc*); combattre les maladies charbonneuses, gangréneuses (*quinquina*); purger (*sel
d'Epsom, sel de Glauber*); provoquer la sé-

crétion urinaire (*sel de nitre*) ; cicatriser et consolider les plaies récentes ; déterger, nettoyer et fortifier les chairs dans les ulcères baveux et de mauvaise nature (*teinture d'aloès camphrée*) ; arrêter les dévoiements, les dyssenteries, les superpurgations (*teinture d'opium alcoolique*). Qu'on ajoute à cette liste *l'orge*, la *mauve*, la *guimauve*, la *gomme*, la *graine de lin*, pour les boissons ; la *farine* de cette graine, pour les cataplasmes ; la *ventouse* et la *saignée*, on peut faire une médecine vétérinaire usuelle suffisante dans plus des trois quarts des cas. Il est sans doute des médicaments indispensables que nous ne faisons pas entrer dans la pharmacie domestique ; mais c'est parce que les cas où leur emploi est nécessaire, sont de nature à attendre plusieurs jours sans grands inconvénients.

Nota. — Pour éviter des méprises funestes, les flacons ou vases où seront contenues les substances médicinales porteront des étiquettes indiquant l'espèce, et mis sous clef.

§ III. — VICES RÉDHIBITOIRES.

On appelle vices rédhibitoires les défauts cachés qu'avait une chose au moment de la vente, et qui donnent lieu de la part de l'acheteur à une action pour faire annuler la vente de cette chose.

Voici les dispositions de la loi du 20 mai 1838, concernant les vices rédhibitoires dans les ventes et les échanges des animaux domestiques :

Art. 1.

Sont réputés vices rédhibitoires, et donnent seuls ouverture à l'action résultant de l'article 1641, Code civil, dans les ventes ou échanges des animaux domestiques ci-dessous dénommés, sans distinction des localités où les ventes ou échanges auront lieu, les maladies ou défauts ci-après, savoir :

Pour le cheval, l'âne et le mulet, la fluxion périodique des yeux, l'épilepsie ou le mal caduc, la morve, le farcin, les maladies anciennes de poitrine ou vieilles courbatures, l'immobilité, la pousse, le cornage chronique, le tic sans usure des dents, les hernies inguinales intermittentes, la boiterie intermittente pour cause de vieux mal.

Pour l'espèce bovine, la phthisie pulmonaire ou pommelière.

L'épilepsie ou mal caduc,

Les suites de la non-délivrance,

Le renversement du vagin ou de l'utérus,

après le part chez le vendeur.

Pour l'espèce ovine, la clavelée : cette ma-

ladie reconnue chez un seul animal entraînera la rédhibition de tout le troupeau.

La rédhibition n'aura lieu que si le troupeau porte la marque du vendeur.

Le sang de rate : cette maladie n'entraînera
la rédhibition du troupeau qu'autant que, dans
le délai de la garantie, sa perte constatée s'é-
lèvera au quinzième au moins des animaux
achetés. Dans ce dernier cas, la rédhibition
n'aura lieu également que si le troupeau porte
la marque du vendeur.

Art. 2.

L'action en réduction du prix, autorisée
par l'art. 1644 du Code civil, ne pourra être
exercée dans les ventes et échanges d'animaux
énoncés dans l'art. 1 ci-dessus.

Art. 3.

Le délai pour intenter l'action rédhibitoire
sera, non compris le jour fixé pour la livraison, de trente jours pour le cas de fluxion périodique des yeux et d'épilepsie ou mal caduc ;
de neuf jours pour tous les autres cas.

Art. 4.

Si la livraison de l'animal a été effectuée
ou s'il a été conduit, dans les délais ci-dessus,
hors du lieu du domicile du vendeur, les délais seront augmentés d'un jour par cinq my-

riamètres de distance du domicile du vendeur au lieu où l'animal se trouve.

Art. 5.

Dans tous les cas, l'acheteur, à peine d'être non-recevable, sera tenu de provoquer, dans les délais de l'art. 3, la nomination d'experts chargés de dresser procès-verbal ; la requête sera présentée au juge de paix du lieu où se trouvera l'animal. Ce juge nommera immédiatement, suivant l'exigence des cas, un ou trois experts, qui devront opérer dans le plus bref délai.

Art. 6.

La demande sera dispensée du préliminaire de conciliation, et l'affaire instruite et jugée comme matière sommaire.

Art. 7.

Si pendant la durée des délais fixés par l'art. 3, l'animal vient à périr, le vendeur ne sera pas tenu de la garantie, à moins que l'acheteur ne prouve que la perte de l'animal provient de l'une des maladies spécifiées dans l'art. 1.

Art. 8.

Le vendeur sera dispensé de la garantie résultant de la morve et du farcin pour le cheval,

10.

l'âne ou le mulet, et de la première clavelée pour l'espèce ovine, s'il prouve que l'animal, depuis la livraison, a été mis en contact avec des animaux atteints de ces maladies.

Remarquons que, pour que l'action rédhibitoire soit recevable, il ne suffit pas que l'acheteur ait fait constater le vice rédhibitoire par des gens de l'art avant l'expiration du délai fixé par la loi sus-rapportée, mais il faut que l'action elle-même ait été intentée avant ce délai. (Ainsi jugé par la Cour de cassation, 20 mai 1840).

Quand il y a eu acte de commerce, l'action rédhibitoire doit être portée devant le tribunal de commerce ; dans le cas contraire, devant le tribunal de première instance, si le prix de la vente est supérieur à 200 fr. ; ou devant le juge de paix, si ce prix n'est pas supérieur à cette somme.

FIN.

TABLE

EXPLICATIVE DES MATIÈRES.

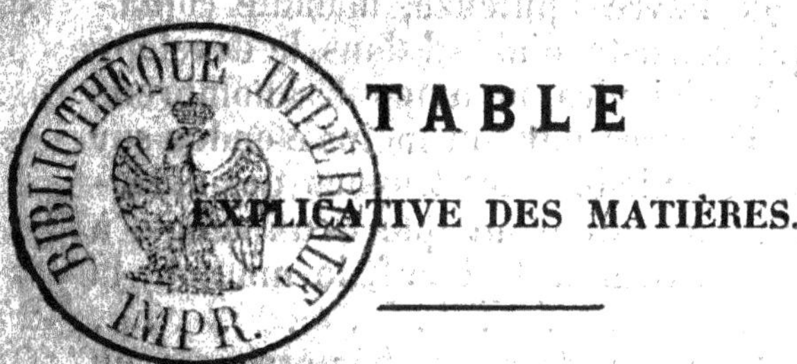

FIN DE LA TABLE.

Besançon, imprimerie de Cyprien Monnot.